中医帮你看急症

北京中医医院院长为您健康把脉

刘清泉 主编

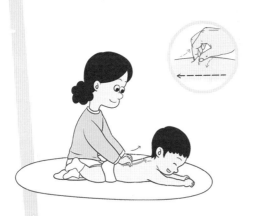

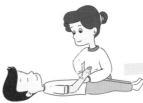

中国人口出版社
China Population Publishing House
全国百佳出版单位

图书在版编目（CIP）数据

中医帮你看急症/刘清泉主编．-- 北京：中国人口出版社，2021.7（2024.3 重印）
ISBN 978-7-5101-7923-5

Ⅰ．①中… Ⅱ．①刘… Ⅲ．①中医急症学 Ⅳ．① R278

中国版本图书馆 CIP 数据核字 (2021) 第 103922 号

中医帮你看急症
ZHONGYI BANG NI KAN JIZHENG

刘清泉 主编

责 任 编 辑	张　瑞	
责 任 印 制	林　鑫　任伟英	
装 帧 设 计	刘海刚　王兰兰	
出 版 发 行	中国人口出版社	
印　　　刷	小森印刷（北京）有限公司	
开　　　本	710 毫米 ×1000 毫米　1/16	
印　　　张	9	
字　　　数	115 千字	
版　　　次	2021 年 7 月第 1 版	
印　　　次	2024 年 3 月第 2 次印刷	
书　　　号	ISBN 978-7-5101-7923-5	
定　　　价	39.80 元	

电 子 信 箱	rkcbs@126.com
总编室电话	（010）83519392
发行部电话	（010）83510481
传　　真	（010）83538190
地　　址	北京市西城区广安门南街 80 号中加大厦
邮 政 编 码	100054

编委会
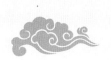

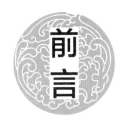

前言

　　突如其来的新型冠状病毒肺炎（以下简称"新冠肺炎"）疫情给全世界带来了巨大的影响和灾难，在这次抗疫过程中，中医药发挥了重要作用，是这次疫情防控的一大亮点。随着新冠肺炎疫情在全球蔓延，许多国家开始借鉴中国经验，其中包括使用中药治疗新冠肺炎。中医中药在世界上的认知度，得到了很大提升。这次的实践再次充分证明，中医药学屡经考验，历久弥新，值得珍惜，它依然好使、管用，并且经济易行。

　　在许多人看来，中医是"慢郎中"，只能治慢性病，不能救急。其实应急救护在中国古已有之，可谓源远流长。汉代张仲景的《伤寒杂病论》中所述的病种，不少是急症重症，甚至是危重症；东晋葛洪的《肘后备急方》是救急的代表作之一，是我国第一部急救手册；针灸对于抢救昏迷、痉挛以及部分血症，见效快，效果显著，体现了中医急救的实力，让世人认识到中医在急救领域的显著效果。以"急救""救急"或"备急"等为名的中医古籍，其急救之法以"简、便、廉"为特色，为解贫病之难，特别强调用药便、廉，通常就地取材，且以"简妙"等注明疗效。

本书选取日常生活中常见的20种高发急症急病，着重病情发展的轻症阶段，关注在家治疗的"黄金时间"。内容包括病因、临床表现、易感人群、常规检查、注意事项、家中急救方法、中医特色疗法、预防和护理等；同时附1辑科普视频，即"中医治已病"动画短片。

全书通俗易懂，图文结合易操作，囊括穴位贴敷、穴位按摩、推拿、拔罐、耳尖放血、耳穴压豆、艾灸、中药香囊、中药代茶饮、中药足浴、传统运动疗法、情志疗法和药膳食疗等50余种中医药实用方法。充分发挥中医药"简、便、易、廉"的特色和优势，向百姓传播中医急救理念、确有疗效的临床实用方法。旨在呼吁人们重视中医急救知识的普及和日常积累，让更多的人掌握应急、防病技能，在事发时挽救生命和降低伤害程度，守护自己和家人的健康。

刘清泉：首都医科大学附属北京中医医院院长

2021年6月

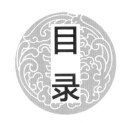

目 录

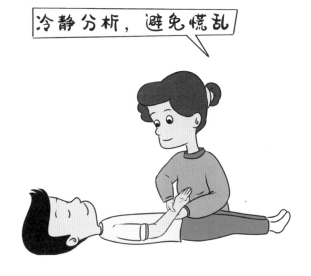

冷静分析，避免慌乱

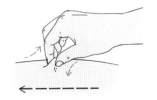

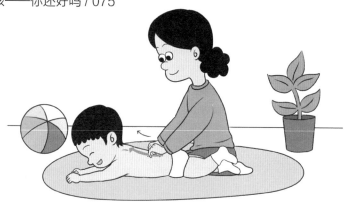

第一章

中医帮你看急症

和「老朋友们」说『拜拜』

咳咳咳，我的哮喘又犯了

季节交替，面对突然的天气变化，你是否会出现咳喘？百花绽放，俯闻芬芳，你是否会出现呼吸困难？山珍海味，美食佳肴，你是否会突然感到呼吸困难？如果你出现过这样的情况，那么你可能患有哮喘。哮喘究竟是怎么回事儿呢，中医又是如何诊治的呢？

什么是哮喘

支气管哮喘是由多种细胞（如嗜酸性粒细胞、肥大细胞、T淋巴细胞、中性粒细胞、气道上皮细胞等）和细胞组分参与的以气道慢性炎症为特征的异质性疾病。

哮喘是一种常见的反复发作性疾病。哮，是指呼吸时喉咙中有痰鸣音；喘，是指呼吸急促，张口、耸肩呼吸，不能平卧。中医分为哮证与喘证，两者多并见，表现为突然发病，呼气性呼吸困难，喘鸣音，或者长期无诱因咳嗽，可咯出白色或透明样痰液，行走、爬楼以及活动受限。

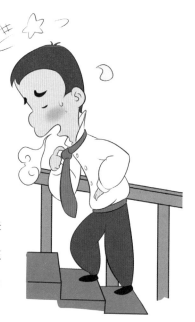

为什么我会得哮喘呢

1.外邪侵袭：严寒与酷热，都会损伤我们的肺，环境中的花粉、烟尘等，也会使我们的肺脏蒙尘，进而影响我们肺脏的宣发和肃降功能，即呼吸功能。

2.饮食不当：随着生活水平提高，身边的美食种类越来越多，我们就会不自觉地进食过多肥甘厚味（富含油脂、糖分等的食物），也可能进食我们不知道的致敏食物。如果自身脾胃功能差，吃入身体的美食，就会变成"美丽"的

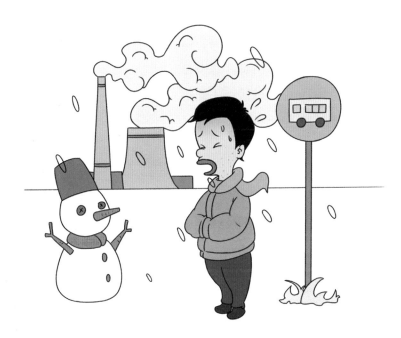

负担，脾胃不能完成消化任务，痰湿不容易排出。进而影响我们的呼吸功能，导致呼吸困难、咳嗽、痰多等结果。

3.情志不调：压力过大，情绪无处释放，情怀不遂，体内气机循环变差。肝能够帮助我们调整体内气的循环，但是情绪不畅时肝就会出现异常，本该调畅的气，因肝脏不疏攻击肺脏，从而出现呼吸不畅，气喘吁吁的症状。

4.体虚病后：年老体弱、病后体弱或劳欲过度，体内正气不足，肾主纳气，帮助我们吸气更深，更平稳；肾气不足，我们吸入空气，不能纳入体内，从而出现上气不接下气的症状。

哮喘需要检查什么呢

根据实际情况，选择血常规、肺功能检查、血气分析、特异性过敏原检测、痰液涂片检查、胸部X线。如果患者长年反酸或者烧心，持续咳嗽，建议检查胃镜和核素胃食管反流检查，排除胃食管反流引起的咳嗽。

哮喘发作是不是用药缓解后就不用去医院了

哮喘缓解期，正常生活不受影响。如果突然哮喘发作，表现为突然出现呼吸急促，呼吸困难，喉中痰鸣，喘息严重，咳嗽，嘴唇、手指青紫等，应立即采取坐位或半卧位，可选用吸入药物暂时控制，如沙丁胺醇，每次2~4喷。哮喘急性发作缓解后，切记一定要就医，不能用药缓解后便不再理会，哮喘多次发作会越来越重，要及时就医，查找原因，更换治疗方案。

得了哮喘是不是要终身服药了

哮喘患者要积极进行治疗，对哮喘进行有效的控制，避免哮喘频繁发作。对于用药，应根据哮喘控制情况，由医生进行指导。在哮喘得到有效控制、查清过敏原、避免过敏情况下，根据个人情况是可以停药的。

在医生指导下，收好以下中成药。

散寒平喘类

其症状表现为喉咙中有水声，呼吸急促，喘息，咳嗽，痰多、色白、多泡沫，恶寒等。可选用小青龙颗粒，寒喘祖帕颗粒。

清热平喘类

其症状表现为喉咙中痰鸣声重，喘息气粗，胸胀或痛，咳嗽不爽，痰黄或白，痰液黏稠，身热，汗出等。可选用京制咳嗽痰喘丸，止咳定喘丸。

化痰平喘类

其症状表现为喉咙中痰多，喉中有鸣声如吹哨笛，喘息，胸满闷，痰多、黏稠、难以咯出，兼有恶心、食少、口黏等。可选用哮喘片，二母安嗽丸。

补虚平喘类

其症状表现为短气，喘息日久，活动加重，呼吸不利，气不得续，痰黏起沫，汗出肢冷，腰酸腿软，心慌，乏力等。可选用苏子降气丸，蛤蚧定喘丸。

家庭疗法——中医技术妙治哮喘

穴位按摩

点按天突、少商，按揉丰隆、鱼际、列缺、膻中、定喘、肺俞，点压足三里。

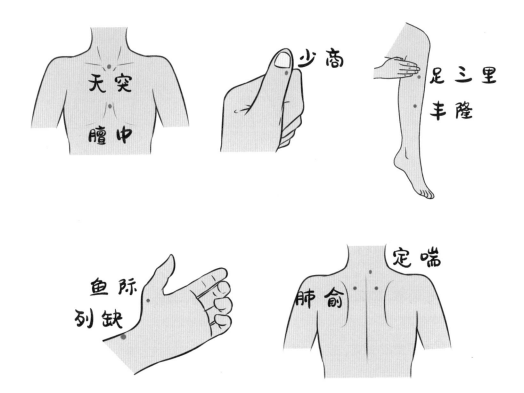

穴位贴敷（医院进行三伏贴）

白芥子、延胡索各20克，甘遂、细辛各10克，研磨为末，加麝香0.6克，和匀，在夏季三伏中，分三次用姜汁稠敷肺俞、膏肓、百劳等穴位，1~2小时去之，每10日敷一次。

❤ 艾灸

选取肺俞、膏肓、脾俞、肾俞。艾条点燃后，距离穴位2~3厘米处进行艾灸，注意防止烫伤，每穴位灸10~15分钟。以皮肤轻度发红为好，每日1次，三伏天施灸最佳。

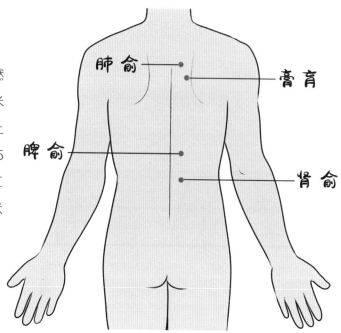

吃得好，肺更好

❤ 平日恶寒、怕风、易感冒，可选食材：生姜、杏仁、大蒜、葱白、杏仁、紫苏、淡豆豉等。

1.防风粥：粳米60克，防风5克，葱白适量。先以防风、葱白水煎取汁，粳米煮粥，粥成加入药汁，再煮数分钟即可。

2.葱豉汤：葱白10克，豆豉10克。用温水泡发豆豉，洗净备用。将清水放入锅中，大火烧开后，放入葱白、豆豉，煮10～15分钟即可。

❤ 平日怕热、舌红，可选食材：青笋、梨、杏仁、甘蔗、藕、荆芥、桑叶等。

1.杏仁粥：杏仁（去皮尖）15克，粳米100克。将粳米放入锅内，加水煮至熟，再放入杏仁煮即可。

2.甘蔗鲜梨饮：甘蔗500克，梨2个。甘蔗削去皮，洗净切成小段，梨去皮、核，剖成4块，加水600毫升，煮半小时，去渣取汁，代茶饮。

❤ 痰多、色黄、舌红，可选食材：柿饼、白萝卜、鲜荸荠、甘蔗、丝瓜花、百合、枇杷、川贝等。

1.雪羹汤：海蜇50克，荸荠4枚，食盐适量。海蜇用温水洗净，切成丝备用；荸荠去皮洗净，切成片备用。海蜇、荸荠放入锅中，加清水以大火烧开，再改用小火，继续煮10分钟，以食盐调味即成。

2.丝瓜花饮：取丝瓜花10克，冰糖适量，放入茶杯中，用开水冲泡，浸泡10分钟后即可饮用。

💟 **痰多、色白、易咯出，可选食材：薏苡仁、橘皮、山药、茯苓、杏仁、贝母、莱菔子等。**

1.茯苓饼：茯苓细粉30克，米粉100克，白糖30克。将茯苓细粉、米粉、白糖加水调成糊状，蒸或煎成饼，可作早餐食用。

2.陈皮米仁饮：橘皮9克，薏苡仁30克，红糖适量。将薏苡仁洗净用布包好，加水400毫升，与橘皮同煎去渣，服食前加入红糖。

💟 **咳嗽、虚喘、乏力，可选食材：沙参、麦冬、党参、山药、鲤鱼、黄芪、猪肺、熟地黄等。**

1.白醋鲤鱼：鲤鱼1条，生姜10克，蒜10克，韭菜10克，白醋适量。将鲤鱼去除鳃、鳞、内脏，抽去鱼线，洗净，切块，先用植物油煎至焦黄，烹上酱油少许，加糖、黄酒各适量，添水煨至熟烂，收汁后，盛平盘，上浇撒姜、蒜、韭菜碎末和白醋适量，即可食用。

2.黄芪炖母鸡：生黄芪120克，母鸡1只，作料适量。母鸡杀后除毛、去内脏，将黄芪放入鸡腹中缝合，置锅中加水及作料炖熟即成。食肉喝汤。

治疗与调养都重要

治疗：哮喘需要患者积极治疗，目标是达到长期控制症状、预防未来风险的发生。哮喘可以中西医结合进行治疗，从而达到有效控制，与正常人一样生活、学习和工作，切不可无规律用药，盲目停药。

调养：首先，要避免与过敏原接触；其次，注意预防感冒；再次，饮食合理、保持心情舒畅；最后，适当进行体育锻炼。

咳嗽，不怕不怕

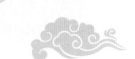

众所周知，新型冠状病毒肺炎（以下简称"新冠肺炎"）疫情突如其来，肆虐全球，引起全世界人民的高度关注。经过对疫情防控知识的学习，隔壁邻居家5岁的小明和60岁的王奶奶都知道一旦咳嗽、发热后，"新冠肺炎核酸检测+胸片+抽血+14天隔离"这一流程没跑了，真是学习从娃娃抓起，以及活到老学到老啊。咱们今天就先来好好说说什么是咳嗽。

咳嗽——被误解的守护者

咳嗽影响人们的生活质量，没人喜欢咳嗽。但是，你可能对咳嗽有所误解，其实它是人体的一种自我防御机制。

举个例子，管风琴是一种气鸣式键盘乐器，依靠空气在长短不一的管中发出频率不同的音来达到演奏效果。如果风管遇到温度变化就会热胀冷缩，或管内有异物气流就会受限，最终都会导致音变。同理，如果我们将肺看作一个管风琴，中医认为咳嗽是由于肺气上逆，既可能是外感（如寒热）引起的咳嗽，也可能是内伤（如痰、火）犯肺引起的咳嗽。

外感我们很好理解，内伤又是什么呢？脾脏是人体的中转站，它的一个功能是中转人体的水液，保持体内水液代谢平衡。如果吃饭不规律、每天大鱼大肉胡吃海塞、平日脾胃功能差，脾就会中转失败产生废水，我们称这些废水为痰。如果痰被运输到肺，肺还能有一个好的工作环境吗？肝是人体的保安队，负责帮助维护人体各个脏腑机能运转的秩序。但是肝的情绪控制能力比较差，一旦遇到烦心事就容易上火暴躁，一言不合就跟肺打架，这就是内伤引起的咳嗽。当然，古人记载"五脏六腑皆令人咳，非独肺也"。在中医看来，肾不仅仅是泌尿器官，它还可以收摄收纳肺脏呼吸进来的气往下，使呼吸达到一定的"深度"，以防呼吸表浅，保证人体的气体得以正常交换。所以当病及肾时，

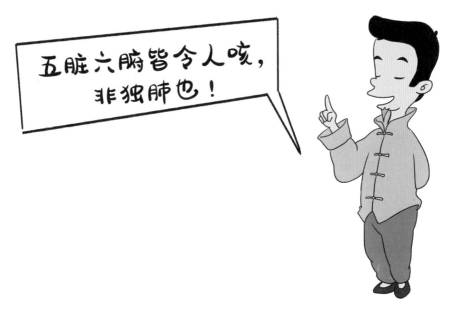

就会由咳致喘。而无独有偶，如果再病及心，就会变成心、脾、肺、肾都虚，机体功能运转受阻，人体产生各种病理产物，进一步演变为肺胀。肺胀是一种由各种慢性肺系疾病反复发作，迁延不愈导致的病症，以胸部膨满、憋闷如塞、喘息上气、咳嗽痰多等为特点。

思绪再从现代医学上出发，咳嗽是身体的防御性神经反射，有利于清除呼吸道病理分泌物和有害因子。导致咳嗽的原因很多，包括呼吸道、胸膜、心血管、中枢神经、其他等影响到呼吸道黏膜或神经中枢的疾病。

所以，咳嗽是一种针对病变的自我防御。但是频繁剧烈的咳嗽会对我们的工作、生活和社会活动造成严重影响。

咳嗽分类法

中医认为咳嗽可分为外感咳嗽和内伤咳嗽。

现代医学则认为咳嗽按病程可划分为急性咳嗽、亚急性咳嗽和慢性咳嗽。急性咳嗽<3周，亚急性咳嗽3~8周，慢性咳嗽>8周。同时慢性咳嗽根据胸片有无异常分为X线胸片有明确病变者和X线胸片无明显异常者，以咳嗽为主要或唯一症状者，即通常所说的慢性咳嗽。咳嗽按性质可分为干咳与湿咳，以每天痰量>10毫升作为湿咳的标准。

明确咳嗽的三板斧

1.评估。如影像学检查，即我们一般说的胸片、CT、核磁共振等，观察肺部病变情况。肺功能检查测试、气道高反应性评估呼吸情况。评估呼吸道炎症的新方法如一氧化氮呼气试验（FeNO），检查是否为嗜酸性粒细胞炎症或激素敏感性咳嗽。

2.寻找证据。如诱导痰细胞学检查，从痰中寻找病因；血常规可帮助区分是否为感染。

3.其他方法。如24小时食管pH监测等。该步骤是在上面两步无法查明原因后的撒手锏，主要涉及其他疾病，如反流引起的咳嗽。

排排坐，吃药药，咳嗽飞走啦

临床以咳嗽、咳痰为主要表现，在医生指导下用药。

如果咳嗽声重，咽痒，咯稀白痰，鼻塞，流清鼻涕，头痛，身体酸痛，舌苔薄白者，可用三拗片。

如果咳嗽频繁，咽痛，咯黄黏痰，流黄鼻涕，口渴，头痛，舌苔薄黄者，可选用清肺丸。

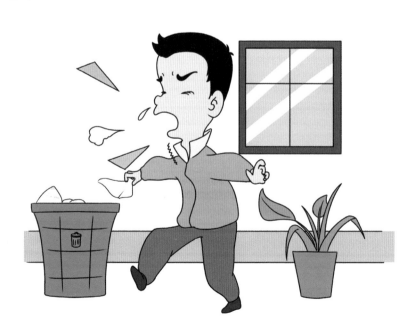

如果咳嗽反复发作，咯黏白痰，早晨或吃饭后增多，食用甘甜油腻食物会加重，伴有胸闷，腹部不适，恶心呕吐，不想吃饭，疲倦，大便不成形，舌苔白腻者，可用苍麻丸。

如果咳嗽，气促，咯黄黏痰，面红，口渴，舌红，苔薄黄腻者，可用止嗽化痰定喘丸。

如果咳嗽，面红，咽干口苦，咯少量黏痰，伴有胸胁胀痛，和情绪有关，舌红，苔黄少津液者，用黛蛤散合加减泻白散。

预防咳嗽"三步走"

正所谓"正气存内，邪不可干"，即身体素质好，就不怕得病。所以除了我们上面说的各种中成药和汤剂，中医还讲究未病先防。

咳嗽的病因分外感和内伤，所以把咳嗽装进"冰箱"需要三个步骤。

第一步 节饮食，避风寒，慎起居，畅情志。注意气候变化，防寒保暖，饮食不宜过于辛辣刺激，过咸过甜，戒酒、戒烟、戒失意，保持愉悦的心情，适当进行体育锻炼。

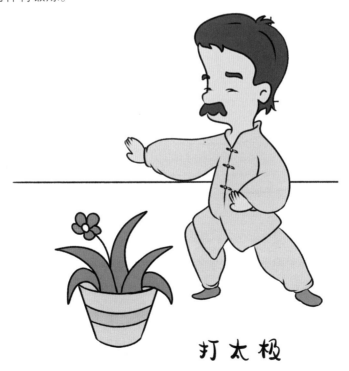

打太极

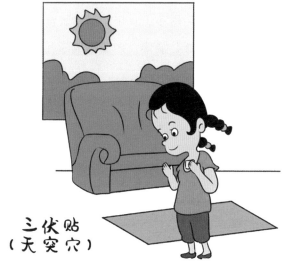

第二步 穴位保健配合感冒保健操，按揉迎香穴、合谷穴、曲池穴、足三里穴。夜间可以艾灸足三里穴，冬夏两季可以贴敷三九贴、三伏贴。

三伏贴（天突穴）

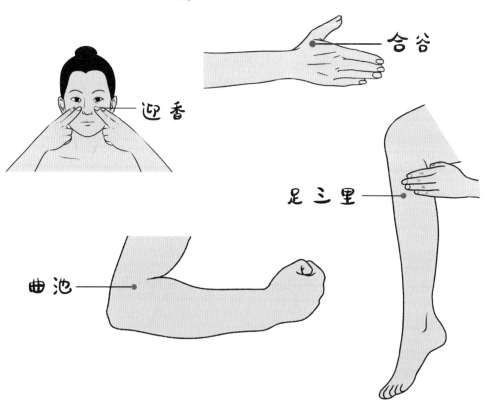

合谷

迎香

足三里

曲池

第三步 适当食用梨、萝卜、山药、荸荠、枇杷等。

平时注意提高身体免疫力，进行适当的中医自我保健，选食特定的食物。

一开始咳嗽时不要慌，在医生的指导下，根据症状、体格检查、辅助检查等进行辨证论治。要知道，咳嗽最开始是我们的自我防御机制。

知己知彼：
与"过敏性鼻炎"的相处攻略

无论是春天的柳絮飘摇、百花齐放，还是秋天的落英缤纷、金桂飘香，有一位"老朋友"的身影总是伴随季节变化而来。在我们的生活中，许多人被过敏性鼻炎困扰着，日复一日，年复一年，生活与工作受到了极大的影响。随着社会的进步与发展，我国过敏性鼻炎的患病率也呈明显上升趋势，甚至在儿童中患病率也高达15.79%。

什么是过敏性鼻炎

在医学上，过敏性鼻炎是指吸入外界变应原而导致鼻黏膜发生的以Ⅰ型变态反应为主的非感染性炎症。说得通俗一点儿，就是患者对某种东西"过敏"，每次一接触它，鼻黏膜就会产生炎症反应，导致鼻痒、打喷嚏、流鼻涕、头痛等症状，为日常生活带来极大的困扰。过敏性鼻炎的病情常常随着季节气候等因素的变化而变化，这是由于我们生活中常见的过敏原，如花粉、螨虫、空气中的粉尘等在不同的季节出现或增多，过敏原一增多，病情就会加重。另外，也有一些人会发展为持续性的过敏性鼻炎。

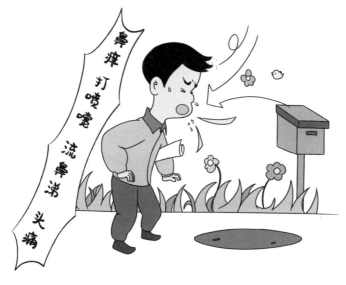

为什么生活在同样的环境中，有的人喷嚏打个不停，有的人却能闻着花香欣赏美景呢？这主要是由于我们自身免疫系统的"识别"功能出现了问题，错把生活中某种常见的事物当成了"坏东西"，进而开启"炎症反应"这一手段去"攻击"这一"敌人"，过激的炎症反应造成了种种不适。

从中医的角度来看，过敏性鼻炎常常是由于患者体质特异，脏腑虚损，加之感受外邪所致，简而言之就是是否发病取决于人体健康状况和对外界的适应能力。过敏性鼻炎患者通常体质较虚弱，正气不足，容易感冒流涕，对外界刺激适应性较差，患病后缠绵难愈。这种体质的患者如果感受寒邪（如冷空气）、燥邪（如粉尘）、外界毒邪（如花粉、螨虫）等邪气，体内正气不足，难以抗邪，便会发展为过敏性鼻炎。

为什么要检查过敏原

过敏性鼻炎患者去医院看病时，需要在耳鼻喉科就诊，除了常规的检查，医生一定会给我们开一张"过敏原皮肤试验"的检查单。为什么要进行过敏原检测呢？是必须要检查的吗？引起过敏性鼻炎的常见过敏原有两大类：一类是吸入性过敏原，一类是食物性过敏原。过敏性鼻炎就像一辆小汽车，过敏原如同汽油，加上了汽油，汽车就能行驶，接触了过敏原，鼻炎就会发作。不同的患者会因为不同的过敏原产生过敏反应。因此，了解自己究竟对什么物质过敏，继而在生活中避免或减少接触这类物质，就能很好地降低发作次数或减轻症状。

过敏性鼻炎常见过敏原、易感人群

常见过敏原：尘螨、花粉、动物皮屑及分泌物、真菌、蟑螂等。

易感人群：儿童、青壮年、过敏体质者、有家族遗传史的人等。

家庭中医常用治疗方法

💙 中成药

在家庭中，过敏性鼻炎患者可以选择中成药进行防治，方便快捷，但是中成药也不能乱吃，一定要根据自身的病因病机来选择，具体用药建议在专业的中医大夫指导下进行，否则可能延误病情。常用的中成药有通窍鼻炎胶囊、香菊胶囊、玉屏风颗粒、鼻炎宁颗粒、胆香鼻炎片等。

穴位贴敷

穴位贴敷是指将治疗药物贴于指定部位。如特定穴位、手足心等，通过药物与经络共同作用于患者而治疗疾病。穴位贴敷可以改善体质、提高免疫力、减少过敏性鼻炎发作次数，起到一定的预防作用，如常见的"三伏贴""三九贴"等。

艾灸

艾灸是点燃艾灸柱、艾灸条等，利用燃烧温度熏烤相应部位或穴位，发挥通畅经络、调和气血、温经散寒等作用的治疗方法。过敏性鼻炎患者在家使用艾灸熏烤风门、肺俞、脾俞、足三里等穴位补气温阳，可以起到一定的预防治疗作用。

熏洗

熏洗又称为"药浴"，是指将配制好的中草药加清水煮沸，先用其蒸气熏蒸患部或全身，再用药液擦洗或浸浴的方法。过敏性鼻炎患者可选择苍耳子、辛夷、白芷等药物进行鼻部熏洗。

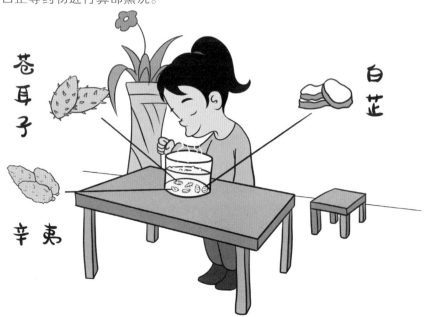

家庭保健

对于过敏性鼻炎患者来说，日常生活中的精心养护意义远大于服药治疗，在生活中患者朋友可以注意以下几点。

1.适当运动，增强体质，避免接触过敏原。瑜伽、散步、慢跑等都是很好的锻炼方式。

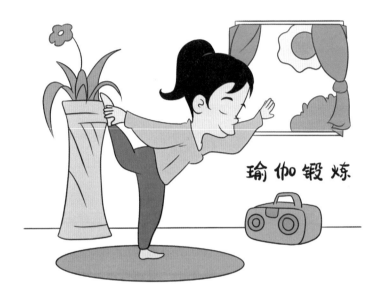

瑜伽锻炼

2.合理饮食，保证营养均衡，尽量少吃鱼、虾、蟹，生冷寒凉，辛辣煎炸类食物。核桃山药粥、莲子百合粥、银耳莲子羹等都是适合过敏性鼻炎患者的药膳。此外，煮粥时可以适当放一些黄芪、白术、人参等补气。

3.起居有常，放松心态，坚持睡前热水泡脚。

4.尽量创造干净，整洁，温度、湿度适宜的居住环境。

流感来袭——我又中招了

"小小的感冒,怎么就能要了人的命呢?"大多数人有这样的困惑。其实,那些症状严重到能致死的一般不是普通的感冒,而是流感。

什么是流感

流感,是流感病毒引起的急性呼吸道感染性疾病。流感病毒主要通过打喷嚏和咳嗽等飞沫传播,经口腔、鼻腔、眼睛等黏膜直接或间接接触感染,令人防不胜防。它具有传染性强、传播速度快的特点。流感病毒分为甲、乙、丙、丁四型。其中甲型流感经常发生抗原变异,传染性强,传播速度快,容易发生大范围流行,四季均可发生,以冬季为主。

流感主要以发热、头痛、肌痛和全身不适起病,体温可达39~40℃,有畏寒、寒战, 多伴全身肌肉关节酸痛、乏力、食欲减退等全身症状,常有咽喉痛、干咳,可有鼻塞、流涕、胸骨后不适,颜面潮红,眼结膜充血等。感染乙型流感的儿童常以呕吐、腹痛、腹泻为主要表现。

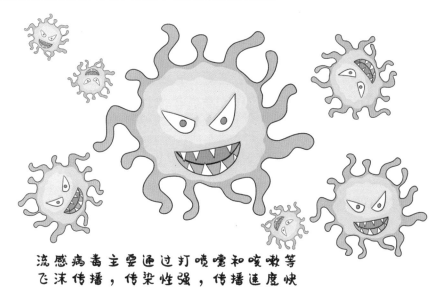

流感病毒主要通过打喷嚏和咳嗽等
飞沫传播,传染性强,传播速度快

流行性"感冒" ≠ "流感"

老百姓通常认为流感和感冒是同一种疾病，流感是感冒更为严重的一种疾病进展状态，但其实不然，两者是完全不同的两种疾病，流感是流感病毒引起的急性呼吸道感染性疾病。除了普通感冒，急性上呼吸道感染包括急性扁桃体炎、急性气管炎和急性咽炎等疾病。

普通感冒的症状较轻，较少出现发热和并发症，一般5~7天可自愈。通常伴有鼻塞、流清水样鼻涕、咳嗽、咽干、打喷嚏、咽痒或有烧灼感，对日常工作和学习影响较小。

流感体温可达39~40℃，发病者会有肌肉酸痛、咽喉痛，同时还可伴畏寒、乏力、干咳、头痛、流涕、食欲减退、鼻塞和全身不适等症状。重症流感会引起多种并发症，诱发多脏器功能障碍，甚至死亡。

流感如此凶险，谁是流感高危人群

老年人、年幼儿童、肥胖者、孕产妇和有慢性基础疾病者等为高危人群。

流感须做哪些化验

病毒核酸检测、血常规、血生化。

你应该知道的用药注意事项

轻型流感经休息、对症治疗可自然痊愈。重型流感应尽早开始使用奥司他韦等抗病毒药物治疗（48小时内）。服用奥司他韦可以有效减少流感并发症，但服药期间须密切关注患者是否出现不良反应，最常见的不良反应有恶心、呕吐、腹泻等症状。在青少年中极少数还会出现幻觉、谵妄和行为异常等精神症状。

中医药预防流感

对气势汹汹的流感的防治，中医更有招。内服中药是中医预防流感最传统、最常用的手段，不仅为公众广为接受和专家推荐，而且得到政府与行业协

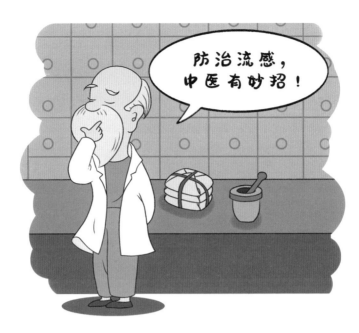

会的认可和支持。

在流感发病的初始阶段，患者大多表现为发热、咽部发红有不适感、轻微咳嗽、少痰、舌质偏红等症状，我们可以选用疏风解表、清热解毒的治法，常用的中成药有金花清感颗粒、连花清瘟胶囊、清开灵颗粒、疏风解毒胶囊、银翘解毒类、桑菊感冒类等，儿童可选儿童抗感颗粒、小儿豉翘清热颗粒等。此外，流感发病初期阶段一些患者也会出现有高热、咳嗽、咯黏稠痰、口渴喜饮、咽痛、眼睛发红、舌质偏红、苔黄或腻的症状。根据这些症状我们可以选用清热解毒、宣肺止咳类药物，如连花清瘟胶囊、银黄类制剂、连花清热类制剂等，儿童可选小儿肺热咳喘颗粒、小儿咳喘灵颗粒、羚羊角粉冲服。在专业医生指导下，家庭常备以上中成药。

家庭保健，远离流感

佩戴中药香囊

中国人佩戴香囊，从商周时期就开始了，我国传统的香囊，都是由天然的本草植物制作而成，满满都是自然的气息。预防流感的香囊多以芳香辟秽、祛邪解毒药物为主。药物的气味通过口、鼻、肌肤毛窍等进入人体，可以疏通经络，调节气血，扶正气以抵御外邪秽气侵入。中药香囊可以降低流感患病率和缩短平均病程，缓解发热、鼻塞流涕、咽部充血等症状，佩戴中药香囊可以起到预防保健作用。

香囊制作小方法：

中药白芷、苍术、川芎、艾叶打磨成粉，装入棉质布袋。

香囊使用小妙招：

使用时将流感香囊放置在工作地点或卧室经常活动范围1米以内(推荐放置在办公室、床头、枕边等处)，不定时嗅吸，2周或气味消失后更换中药内容物。孕产妇、婴幼儿及敏感人群慎用。

携带中药滴鼻剂

中药滴鼻剂具有起效迅速、生物利用度高、不良反应小及使用方便等优势，也是中药预防流感的一个重要外治方法。

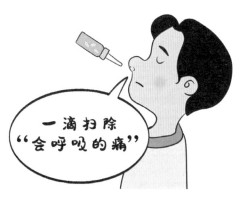

一滴扫除"会呼吸的痛"

暖身防病的中药代茶饮

口服中药代茶饮

中药代茶饮具有疏风散寒、解表清热的功效。不仅为患者朋友驱走了寒意，带去了温暖与健康，还增强了居民自我保健意识，有效预防冬季流感蔓延。

预防流感的中药代茶饮处方：

儿童方：大青叶3克，薄荷1克，生甘草3克，芦根10克，甜叶菊少许。

成人方：大青叶6克，炒山栀3克，荆芥3克，芦根10克，生黄芪10克。

以上为一人份代茶饮，每天1~2次，每次200毫升，连用5天。

坚持穴位按摩

每天揉按1轮风池穴、大椎穴、肩井穴、足三里穴，每个穴位10次，或每天早晚依次按摩人中穴、迎香穴、风池穴、风府穴、大椎穴、足三里穴，缓解疲劳，预防感冒。经常熬夜、久坐的上班族还可以通过勤梳头、常揉按耳部穴位来缓解压力，疏通经络，提神醒脑。

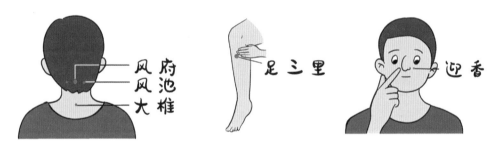

风府
风池
大椎
足三里
迎香

穴位按摩——调节机体免疫力！

重视流感预防，有你有我

预防接种

接种流感疫苗是预防流感最有效的手段，可降低接种者罹患流感和发生严重并发症的风险。推荐6个月龄至5岁儿童，60岁及以上老人，慢性病患者，医务人员，6个月龄以下婴儿的家庭成员和看护人员，以及孕妇或准备在流感季节怀孕的女性为优先接种对象，最好在10月底前完成免疫接种。

易感人群防护

在流感流行期间，小儿及患多种慢性病的老人属于易感人群，应充分休息，多喝白开水，合理搭配饮食、多吃新鲜蔬菜等。出现食滞可及时食用荸荠、萝卜类消食；注意防寒，一旦感受寒邪及时通过推拿颈部穴位或耳穴，以宣散头面部气血，祛散寒邪。

一般预防措施

保持良好的个人卫生习惯是预防流感等呼吸道传染病的重要手段。主要措施有：增强体质、勤洗手、进行艾条熏蒸空气消毒、保持环境清洁和室内通风；在流感流行季节尽量减少到人群密集场所活动，避免接触呼吸道感染患者；保持良好的呼吸道卫生习惯，咳嗽或打喷嚏时，用手臂或纸巾、毛巾等遮住口鼻，咳嗽或打喷嚏后洗手，尽量避免触摸眼睛、鼻或口；出现流感样症状应注意休息及自我隔离，前往公共场所或就医过程中须戴口罩。

突发急病
别慌张

第二章

中医帮你看急症

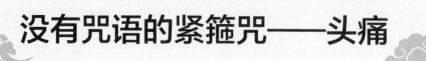

没有咒语的紧箍咒——头痛

突如其来的刺痛，骤然发生的跳痛，悄然出现的空痛，或由于外来的刺激，或由于内里的空虚，这样突然降临的头痛，常常让我们感到措手不及。偏偏人的一生中，又都难免要经历头痛，或是翻然一过，或是缠绵相随，相似的头痛却藏着百样的性格，等待我们去发现，去认清。

怎样描述头痛

当很多人说自己头痛的时候，只是反复对他人讲——"我头痛"。

这样的描述显然不够"真实"，因为无法描述出自己究竟在经历什么样的痛苦。

多种多样的痛感描述是我们形容头痛的着陆点之一，如钝痛、胀痛、钻痛、刺痛、跳痛、空痛、刀割样痛、重坠样的痛、紧箍样的痛等，这些不同的疼痛方式，指向的是不同的头痛原因。

与此同时，头痛发生的部位也是我们需要着重描述刻画的方面。

我们的头部有很多能够让我们感受到疼痛的结构，如我们的头皮、皮下组织、帽状腱膜和骨膜，头颈部的大血管和肌肉、颅底动脉及其分支、硬脑膜动脉、颅内大静脉窦及其主要分支，还有三叉神经，舌、咽、迷走神经及其神经节和颈2~3神经。

中医关于头痛的部位不是按照神经肌肉血管划分的，而是按照归经划分的。主要分为以下四类：一是前额、眉棱骨、鼻根部的阳明头痛；二是侧头部，多见于单侧的少阳头痛；三是后枕部，有时连到颈项的太阳头痛；四是头顶部的厥阴头痛。

不同的疼痛部位指向的是不同的结构组织，也就是中医所说的不同的归经，最终指向的也就是不同的辨证论治，用药行针。

我为什么会头痛

为什么会出现头痛？让人们产生头痛的原因究竟是什么？我们还要再次回到头痛的分类上去。理解了头痛的分类，就基本理解了头痛的原因。

我们将头痛分为原发性头痛和继发性头痛，以及一些痛性脑神经病、其他面痛和其他的头痛，有一个粗略的概念。

原发性头痛，顾名思义就是原发的，不能归因于其他疾病的头痛，包括我们常说的偏头痛、紧张型头痛、三叉自主神经性头痛等。

继发性头痛，则是由某些其他疾病间接引起的疼痛。有的继发于头颈部外伤，有的继发于血管病变，有的继发于非血管性的颅内病变，还有的因为感染，戒断（如骤然戒烟、戒毒、戒酒），甚至是精神疾患等。

头痛的病因从中医的角度可分为外感头痛和内伤头痛。外感头痛是感受了风、寒、暑、湿、燥、火"六淫"所引起的头痛，一般发作/持续时间较短，也不会反复缠绵迁延。内伤头痛多由于脏腑气血的亏虚或者体内痰、湿、瘀血等的病理因素长期存在，而逐渐演化影响人体，导致头痛发生。

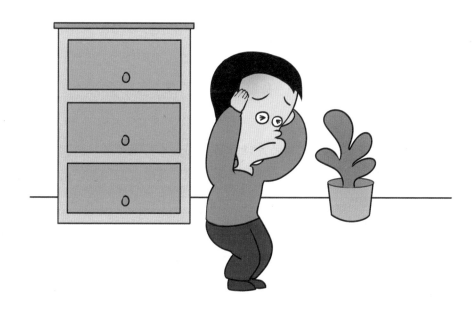

头痛来临时，去医院会做哪些检查

由于头痛的病因较为复杂，导致头痛发作持续不减，或急性发作剧烈频繁，这种情况下，我们应该去正规医院做一个相关检查，探究头痛产生的病因是由于功能性的改变还是器质性的改变所导致的。

通常情况下，急性头痛就医后，医生会在评估基础生命体征的前提下，完善病史和查体。查验血常规，做心电图，而后根据患者的具体情况进行相关检查，可能有头颅CT、头颅MRI，或者血管造影、腰椎穿刺等。

对此我们需要做的就是尽量配合医生的嘱咐，不要有太大的心理压力。

对于轻症头痛，我们能做什么

如果头痛症状尚轻，没有明显的剧烈头痛、呕吐、发热、意识障碍、视力障碍、颈强直等表现，既往头痛发作时，也曾经就医，医生诊断为紧张性头痛或者偏头痛这类亚健康头痛。或者这一次仅仅是因为一个小感冒，而连带着有几分疼痛。

此时此刻，不是很想再去医院的你或许可以尝试一些简单的中医缓解头痛手段，在家观察有无改善。

热敷缓解

将热水袋放在前额或者任何疼痛部位，一定程度上可以缓解你的痛苦。

穴位按摩

很多人在头痛时，都会无师自通地在自己的头上乱戳乱按，有时候整个头都按一遍，总有一个地方歪打正着按得恰到好处，头痛缓解良多。由此观之，按摩还是很有效果的。

通常情况下，急症的头痛我们可以尝试按摩太阳、印堂、头维、百会、上星、风池、合谷、列缺、外关、太冲、太溪等穴位，按摩时常用一指禅推法。

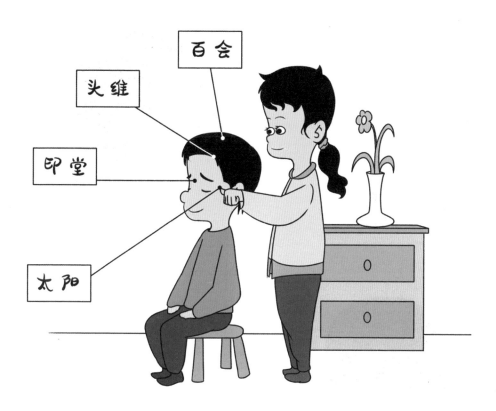

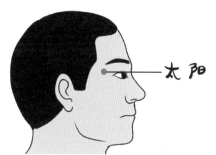

1.太阳

【主治】①头痛；②目疾；③面瘫。

【定位】在颞部，当眉梢与目外眦之间，向后约一横指的凹陷处。

2.印堂

【主治】①痴呆、痫证、失眠、健忘等神志病证；②头痛、眩晕；③鼻衄、鼻渊；④小儿惊风、产后血晕、子痫。

【定位】在额部，当两眉头的中间。

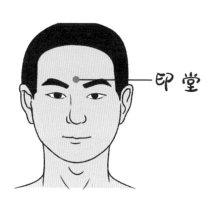

3.头维

【主治】头痛、眩晕、目痛、迎风流泪。

【定位】在头侧部，当额角发际上0.5寸，头正中线旁开4.5寸。

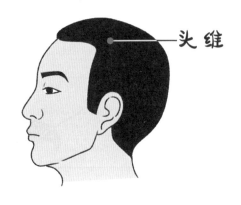

4.百会

【主治】①中风、痴呆、失语、瘛疭、失眠、健忘、癫狂痫证、癔症等神志病证；②头风、头痛、眩晕、耳鸣；③惊悸；④脱肛、阴挺、胃下垂、肾下垂等气失固摄所致的下陷性病证。

【定位】后发际正中直上7寸（前发际正中直上5寸）；或当头部正中线与两耳尖连线的交点处。

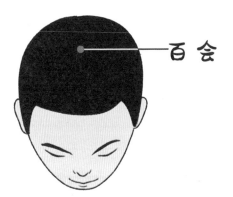

5.上星

【主治】①鼻渊、鼻衄、头痛、目痛等面部疾病；②热病、疟疾；③癫狂。

【定位】在头部，前发际正中直上1寸。

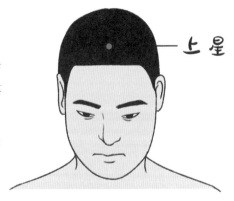

6.风池

【主治】①中风、癫痫、头痛、眩晕、耳鸣、耳聋等内风所致病证；②感冒、鼻塞、衄衄、目赤肿痛、口眼㖞斜等外风所致病证；③颈项强痛。

【定位】胸锁乳突肌与斜方肌上端之间的凹陷中，平风府穴。

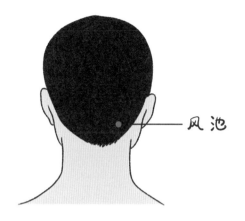
风池

7.合谷（大肠之原穴）

【主治】①头痛、目赤肿痛、鼻衄、齿痛、口眼㖞斜、耳聋等头面五官诸疾；②发热恶寒等外感病证；③热病无汗或多汗；④经闭、滞产等妇产科病证；⑤牙拔除术、甲状腺手术等口面五官及颈部手术针麻常用穴。

【定位】在手背，第1、2掌骨间，当第2掌骨桡侧的中点处。简便取穴：以一手的拇指指骨关节横纹，放在另一手拇、食指之间的指蹼缘上，当拇指尖下是穴。又名虎口。

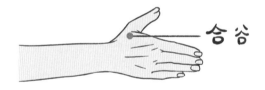
合谷

8.列缺（络穴，八脉交会穴—通于任脉）

【主治】①咳嗽、气喘、咽喉肿痛；②偏正头痛、齿痛、项强痛、口眼㖞斜等头面部疾患；③手腕痛。

【定位】桡骨茎突上方，腕横纹上1.5寸，当拇短伸肌腱与拇长展肌腱之间，拇长展肌腱沟的凹陷中。简便取穴法：两手虎口自然平直交叉，一手食指按在另一手桡骨茎突上，指尖下凹陷中是该穴。

列缺

9.外关（络穴，八脉交会穴，通阳维脉）

【主治】①热病；②头痛、目赤肿痛、耳鸣、耳聋；③瘰疬；④胁肋痛；⑤上肢痿痹不遂。

【定位】腕背横纹上2寸，尺骨与桡骨正中间。

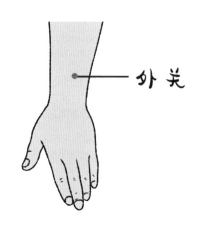

10.太冲（输穴，原穴）

【主治】①中风、癫狂痫证、小儿惊风、头痛、眩晕、耳鸣、目赤肿痛、口歪、咽痛；②月经不调、痛经、经闭、崩漏、带下、难产等妇科病证；③黄疸、胁痛、腹胀、呕逆；④癃闭、遗尿；⑤下肢痿痹、足跗肿痛。

【定位】足背，第一、二跖骨结合部之前的凹陷中。

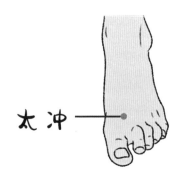

11.太溪（输穴，原穴）

【主治】①头痛、目眩、失眠、健忘、遗精、阳痿等肾虚证；②咽喉肿痛、齿痛、耳鸣、耳聋等阴虚性五官病证；③咳嗽、气喘、咯血、胸痛等肺系疾患；④消渴、小便频数、便秘；⑤月经不调、腰脊痛；⑥下肢厥冷、内踝肿痛。

【定位】在足踝区，内踝尖与跟腱之间凹陷中。

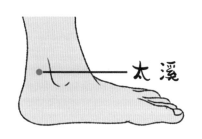

一指禅推法:

用拇指指端、螺纹面或偏峰着力于一定位置或经络穴位上，沉肩垂肘，以腕关节悬屈，运用腕间的摆动带动拇指关节的屈伸活动，以使之产生的功力轻重交替、持续不断地作用于经络穴位上，称为一指禅推法。

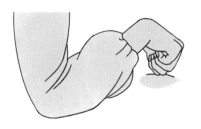

1. 坐位姿势

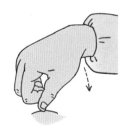

2. 悬腕，手握空拳，拇指自然着力

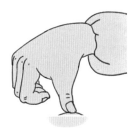

3. 腕部向外摆动

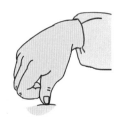

4. 腕部向内摆动

💬 调药外敷法

肉桂调酒外敷百会穴、太阳穴，用于偏于寒性的头痛；吴茱萸抹醋调敷足心，用于偏于热性的头痛。

平常生活中，如何预防头痛

头痛的反复发作，毫无疑问是令人极其苦恼的。纵然有了上文中简易的缓解手段，头痛所带来的糟糕体验也是我们不愿意经历的。所以为了尽量减少头痛，我们在平时就要多加预防。

关于预防，最重要的一点就是我们要做到在平时的生活中学会放松和释压。许多原发性头痛的产生与过大的压力及紧张情绪相关，而反复的疼痛又会进一步导致自己内心的紧张，进而再次加重头痛。

日常生活中我们可以通过规律性的锻炼来进行预防。可以是走路或者跑步，或者是打八段锦、太极拳，又或者练习瑜伽，做到张弛有度。

既放松生理，也放松心理。适当地进行冥想，静心思考，有助于放松头脑，配合穴位按摩，往往会起到相当不错的效果。

除了锻炼和放松，在饮食上我们也应当有所斟酌。尽量避免一些会诱发头痛的食物摄入，如奶酪、巧克力、咖啡等。

我们还应该控制烟酒，这一点不仅仅是在头痛，而是在很多疾病的预防中都十分重要。

最后我们还应该保护好颈椎。对于生活在现代社会的人们来说，保护颈椎最大的敌人可能就是电子产品了，尽量避免长时间观看手机、电脑等电子产品，有时间多运动、多锻炼。

希望大家日后的生活中，都不会为头痛这个无声的紧箍咒所困扰！

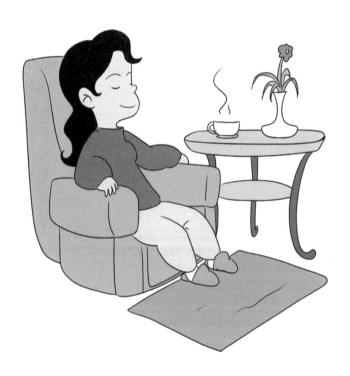

发烧退热学问大

高中生小尹和好朋友相约打篮球，打了一下午，直到天黑才尽兴而归，夜晚的寒风吹在他们早就被汗水湿透的卫衣上，让人不由得裹紧羽绒服。晚饭后，小尹觉得有些不舒服，于是早早睡下，第二天醒来不仅没有好转，反而出现发烧、怕冷、嗓子疼等症状。拿出家里的红外线测温枪，只听"嘀"的一声过后，体温枪中传来了高温报警提示，小尹低头一看：38.9℃！于是赶紧穿衣出门，来到最近的发热门诊……

"温度带"的划分

我们常说的正常体温是36~37℃，日常生活中我们以腋下温度测量为主。体温可划分为低热：37.3~38℃，中等度热：38.1~39℃，高热：39.1~41℃，超高热：41℃以上。

测量体温知多少

红外线测温枪是近些年来流行起来的新兴产品，属于非接触式体温计，相较于接触式的玻璃水银温度计而言更加便捷和安全，但是很容易受到外界环境、温度和测量距离等因素的影响。在发热门诊的分诊过程中，非接触式体温计仅起到初步筛查的作用，医务工作者更依赖玻璃水银温度计的测量结果，所以建议家中备1根水银温度计进行体温测量。

家用的水银温度计一般用于腋下温度的测量。我们先把水银温度计指数甩至35℃以下，擦干腋窝后将金属头端夹在腋窝下，持续5~15分钟后方可取出读数。

我们的体温为什么会升高

当我们的身体受到外来病原微生物的入侵时，发热就是人体自我防御过程的一部分。机体正气抗击外来邪气，免疫反应消灭入侵者的过程中刺激人体的体温调节中枢引起体温上升。

除了感染外来的病原微生物，体内的一些炎症反应导致的渗出物以及无菌的坏死组织也会引起体温升高。中医认为这是由于正气的虚损导致体内的阳气运行不畅。

正常情况下人体的产热和散热维持动态平衡，体温在一天中会不停变化，女性体温还与月经周期有关。情绪激动、剧烈运动后体温会产生波动。外界温度升高或穿厚衣服等影响散热时，体温也会升高。因而，仅有体温升高时不必惊慌，当出现高热或引起不适时尤其需要警惕。

发烧了，我会做哪些检查

医生除了对"发烧友"扁桃体进行检查，血常规是最常用的检验，用来判断是细菌感染还是病毒感染及感染的程度；病原学检查和药敏试验是指通过培养咽部的分泌物标本来判断致病菌，分析病菌对何种药物敏感以指导后续治疗；影像学检查可以帮助医生鉴别和排除其他部位的感染以明确诊断。

发烧常用什么药

退烧药

在绝大多数情况下，引起发热的疾病是可以自愈的，但是当体温超过38.5℃时，需要采取相应手段降低体温。常用的口服退热药有阿司匹林、对乙酰氨基酚和布洛芬等，既能降低体温，又能缓解发热造成的全身症状，如头痛、肌肉酸痛和关节痛等。若以上药物治疗效果不佳，则需要使用一些激素来抑制机体产生的炎症反应。自行服用退烧药有可能掩盖疾病的严重程度，因而在服药体温下降后应当及时去发热门诊就诊，并明确告知医生用药前的体温和症状，以防延误病情。

◎ 中药

在治疗发热性疾病方面，中医药有着丰富的经验，早在秦汉时期，古代医家就开始研究对高热疾病的诊断和治疗。柴胡、生石膏、知母、水牛角、连翘等中药都能起到退热的作用；牛蒡子、生甘草、桔梗等均有清热利咽的功效；清开灵颗粒、醒脑静注射液、瓜霜退热灵胶囊等中成药制剂，亦有良好的退热效果。

◎ 抗生素

抗生素就是我们老百姓常说的消炎药，对症治疗可以有效减少细菌感染。由于抗生素的应用需要有相应的检验结果支持，误用、滥用都会造成严重的后果，所以我们生病了不能盲目地去买抗生素，而是应当遵从专业人员的指导，合理服用。此外，服用抗生素期间饮酒会导致双硫仑样反应，出现眩晕、嗜睡、幻觉、全身潮红、头痛、恶心、呕吐、血压下降等反应。严重者可能危及生命，所以，服用抗生素期间一定要拒绝饮酒。

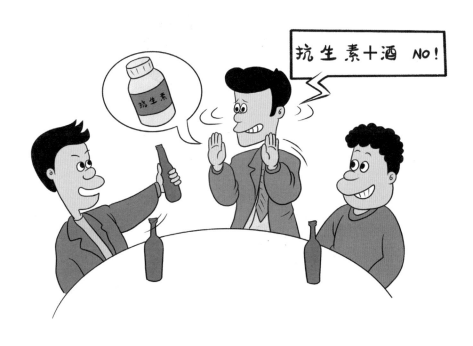

发烧了，我要注意什么，避免什么误区

　　随着体温上升，人体可能会出现心率增快，食欲减退等不适症状，在治疗和康复的过程中，应当饮食清淡，忌食油腻辛辣。多数情况下，在服用解热、镇痛药后，身体会有大量汗出以降低体温，需要我们服药的同时大量饮用温水补充水分。在传统观念中，发热后畏寒的患者常常需要添衣加被来"捂汗"以达到汗出热退的效果，其实这样做并不能促进散热，对病情难以起到帮助作用。

发烧了，我在家能做些什么

物理降温

　　一般情况下，当体温还没有超过38.5℃时，只需物理降温即可。常用的方法有用酒精（婴幼儿不适用）或温水擦拭腋下、腹股沟、额头等部位，一些退热贴也能起到退热效果。

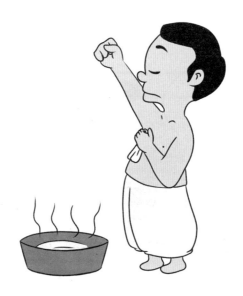

奇效退烧穴

　　大椎穴是中医常用的退热穴位，具有疏风散寒、解表通阳的作用。当我们正坐时，低头用手顺着脖子后侧向下摸，在脖子和背部交接处，有一个非常明

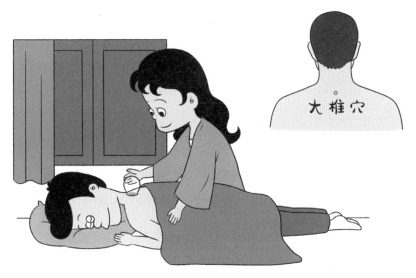

拔罐大椎穴

显的骨性突起，这是第七颈椎的棘突，其下缘凹陷处就是大椎穴，点按或拔罐大椎穴都有一定的退热作用。

🐾 耳尖放血疗法

耳尖放血疗法是中医外治法——耳穴中的一种，作用主要是清热泻火，特别是泄胸膈以上之火。中医认为"火性炎上"，所以上火症状多表现在咽喉以上部位。当发生头痛、腮腺炎、结膜炎或扁桃体炎时都可以选择耳尖放血疗法。

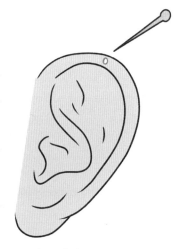

具体操作：取消过毒的三棱针，轻轻揉捏耳垂或耳尖，使之充血后，局部消毒，将三棱针垂直、快速扎刺耳尖，针尖进入皮下即可，再轻轻揉挤耳尖反复挤压，放血8~10滴即可。

多休息，多饮用热水，饮食清淡等也有助于发热性疾病的康复。

烦人的眩晕，谁惹的祸

　　谈起"晕"，想必大多数人会聊上一两句。确实，"晕"应该是日常生活中很多人会经历的一种烦恼——蹲久了站起来会晕，看电脑看久了会晕，坐车时间久了会晕，床上翻身会晕，起床过猛会晕……虽然经历多次"晕"，但你是否知道，那一刻的"晕"到底是"头晕""头昏"还是"眩晕"呢？

都是"晕"，不要傻傻分不清

　　眩晕、头晕、头昏虽都表现为一个"晕"字，但三者是有区别的。眩晕指的是自身或环境的旋转、摆动感，是一种运动幻觉；头晕指的是自身不稳感；头昏指的是头脑不清晰感。

　　根据疾病发生的部位，眩晕往往分为周围性和中枢性。周围性眩晕大多与我们的耳部病变相关；而中枢性眩晕则与脑部病变相关，病情也更加凶险紧急。周围性和中枢性病变的临床表现、辅助检查、治疗以及预后等完全不同。

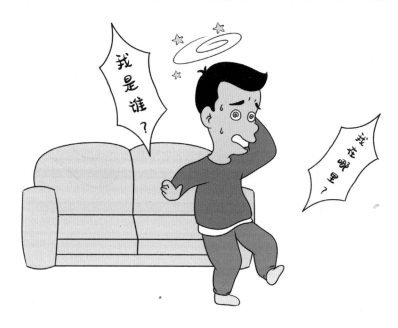

鉴于此，实践中将脑干、小脑神经核以及核上性病变所造成的眩晕称为中枢性眩晕，反之，则称为周围性眩晕。相对而言，周围性眩晕的发生率更高。头晕既可以是上述疾病恢复期的表现，也可以由精神疾病或某些全身性疾病造成。

眩晕的"黑锅"，别再总让颈椎病背了

眩晕是平衡系统（前庭、视觉、本体感觉系统）功能障碍所出现的一类复杂症状。眩晕的病因大致分为两大类：一为中枢性眩晕，二为周围性眩晕。如此区分主要是依据对生命的危害程度不同。

从中医角度出发，眩晕一证，病位在脑，因气血阴精亏虚，不能上荣于脑， 或痰浊水饮阻滞，清阳不升，浊阴不降，蒙蔽于脑，或肝阳化风，上扰清空，导致眩晕。虽然病变脏腑以肝、脾、 肾为重点，三者之中又以肝为主，但必须影响于脑，使脑窍的功能失常，才能形成眩晕。

❤ 中枢性眩晕

中枢性眩晕症状轻重不等、形式多变，多无耳聋、耳鸣等症状，持续时间较长，常伴有颅神经损害的症状，如意识障碍、肢体运动感觉异常、言语不利、视物不清、吞咽障碍甚至生命体征不平稳等。大部分中枢性眩晕的病灶位于后颅窝。中枢性眩晕病情大多急骤、凶险、预后较差，也曾称为"恶性眩晕"。

❤ 周围性眩晕

周围性眩晕突发旋转，程度较为剧烈，多伴有耳鸣、耳闷、听力下降等，同时伴有恶心、呕吐、大汗、运动幻觉，以及体位变化导致症状加重、持续时间相对较短的特点。

一躺一起就眩晕，原来是耳朵里的"小石头"在作祟

正常情况下，耳石附着于耳石膜上，如同一层鹅卵石小路。在某些因素刺激下（如头位改变），鹅卵石般的耳石微粒从膜上脱落、飘浮，导致耳石"离家出走"，进入相邻的半规管中（如同三条过山车轨道）。

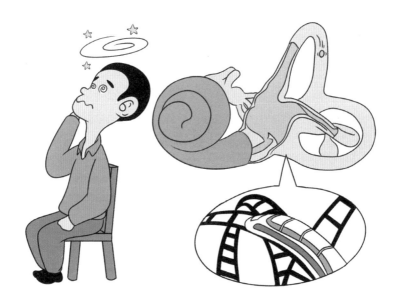

💗 我的大名叫什么

大家耳熟能详的"耳石症"，医学上的专业术语为良性位置性眩晕。

💗 什么症状要怀疑耳石症

1.起床、躺下、左右翻身、低头、仰头等特定的头位改变而诱发的眩晕；

2.眩晕持续时间短，一般不会超过1分钟；

3.眩晕症状一般在头位改变后几秒钟发作，程度较重，大多有恶心呕吐症状，但无肢体活动不利、耳鸣及听力下降症状。

💗 坐上椅子转一转，眩晕就能好

耳石症的发病机制是由椭圆囊耳石膜上的碳酸钙颗粒脱落并进入半规管所致。有一种游戏叫滚珠迷宫，通过改变迷宫主板的位置，使珠子滚到目标位置。耳石复位的方法与此类似，通过专业的旋转椅使脱落的碳酸钙颗粒复位。

低头一族更易得颈性眩晕

颈性眩晕是指因颈部疾病诱发内耳或脑干前庭中枢神经功能紊乱所产生的眩晕及不安全感，可同时伴有眼震、平衡障碍及植物神经功能紊乱症状，多由头颈部旋转诱发，同时具有肩颈部疼痛、头痛、恶心呕吐、心悸、耳鸣、乏力等症状。

目前专家对颈性眩晕的诊断较为谨慎，但其在实际眩晕中亦占一定的比例。发病以中老年居多，但随着电脑及智能手机的普遍使用，年轻化趋势越来越明显。长期不正确的姿势使得颈部肌肉、韧带出现异常。由于椎动脉穿行于颈椎及周围组织中，这势必导致椎动脉血流量下降，脑与耳的血供受到影响，眩晕即出现。

颈性眩晕的特点：首先，具有发作性的眩晕症状，持续或间断性自觉天旋地转，伴随恶心呕吐、汗出、心慌等；其次，大多伴有颈肩部疼痛，尤其是后脑和颈部疼痛。

经常眩晕，不要忘了"不痛的偏头痛"——前庭性偏头痛

顾名思义，前庭性偏头痛是伴有前庭症状的偏头痛。前庭症状主要表现为自发性的头晕或眩晕，可因头部运动引发恶心呕吐。偏头痛样症状表现为单侧搏动样疼痛、体力活动后加重、畏光畏声、视觉先兆等，症状发作时一般可持续5分钟至3天不等。视觉先兆主要表现有"云雾状、波纹状、锯齿状、闪电样"。

应激、疲劳、紧张、睡眠不足、过度体力活动及某种食物（奶酪、红酒等）均可成为诱因。青年女性多与月经周期相关。值得注意的是，喜欢吃含有咖啡因（咖啡、茶）、肽胺酸（奶酪、巧克力、西红柿）等食物的人也更容易患上偏头痛。然而，前庭性偏头痛是一个"排除性诊断"，需要在排除急性脑血管病、耳部病变等明确病因的前提下，由专业医生进行诊断。

眩晕应该做哪些检查

得了眩晕，到医院就诊，医生一般会进行体格检查、实验室检查、影像学检查以及可能的前庭功能专科检查。

体格检查包括检查血压、眼震、眼球活动、听力、吞咽、伸舌、肢体肌力、指鼻运动、轮替运动、跟膝胫试验等；实验室检查包括血常规、血糖、生化、甲状腺等相关检查；影像学检查包括经颅多普勒、颈部血管超声、头颅CT、头颅核磁共振等；前庭功能专科检查包括冷热水试验、前庭诱发电位、听力检查等。

得了眩晕，看病不"晕"——眩晕应该到哪个科就诊

一旦得了眩晕，请记住"排除大病看脑科，确定病因找耳科"。中老年人大多患有颈椎病，加上动脉硬化，比较容易引起脑干、小脑缺血，甚至梗死，从而导致眩晕的发生。因此，建议中老年人出现眩晕，首先选择看神经科；在排除了中枢性病变后，可以考虑前庭周围性眩晕，及时到耳鼻喉科就诊，进行前庭功能检查。如果是耳源性眩晕，一般不会出现肢体瘫痪，更不会立即出现生命危险，并且，很大一部分得了耳石症的患者可通过手法复位很快痊愈。如果怀疑是颈椎病引起的，还需要到骨科做进一步确诊。

针对眩晕，中医有什么妙招

中药治疗

眩晕一般可分为以下四种常见的证型。

肝阳上亢型：眩晕，头胀痛，急躁，容易发脾气，口干口苦，失眠多梦，大便干燥，可以选择晕痛定胶囊、天舒胶囊等，按照药品说明规范服用。

痰湿中阻型：眩晕，胃部胀满不舒，食欲差，饭后加重，时有白痰，周身困重，大便黏滞不畅，可以选择木香顺气丸、橘红颗粒等，按药物说明书规范服用。

肝肾阴虚型：眩晕，眼睛干涩，心烦失眠，多梦盗汗，耳鸣，可以选择杞菊地黄丸等，按照说明书规范服用。

气血亏虚型：眩晕，气短乏力，面色苍白，起立及活动则头晕加重，休息后减轻，可以选择补中益气丸等，按照说明书规范服用。

中药代茶饮对轻症眩晕亦有一定的缓解作用，如天麻代茶饮可缓解眩晕症状；白菊花代茶饮可缓解头晕、头痛症状；黄芪代茶饮可缓解头晕、疲乏症状；橘皮代茶饮可缓解眩晕、恶心症状；决明子代茶饮可缓解头晕、大便干燥症状；等等。

穴位贴敷

肝阳上亢型：取百会穴。用天麻、川牛膝、茯神、栀子研细末等量混匀，食醋调成膏状贴敷，每日1次，每次10分钟。

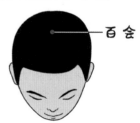
——百会

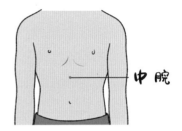

痰湿中阻型：取中脘穴。用陈皮、白芥子、茵陈研细末等量混匀，食醋调成膏状贴敷，每日1次，每次10分钟。

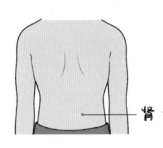

肝肾阴虚型：取双侧肾俞穴。用熟地黄、枸杞子、肉苁蓉、杜仲研细末等量混匀，食醋调成膏状贴敷，每日1次，每次10分钟。

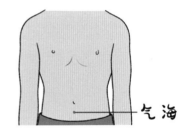

气血亏虚型：取气海穴。用党参、炒白术、当归、白芍研细末等量混匀，食醋调成膏状贴敷，每日1次，每次10分钟。

❤ 足浴

足浴对眩晕较为有效，且可以显著改善睡眠质量。

肝阳上亢型：可用天麻、川牛膝、茯神、栀子等中药煎汤足浴，每日睡前1次，每次30分钟。

痰湿中阻型：可用陈皮、白芥子、茵陈等中药煎汤足浴，每日睡前1次，每次30分钟。

肝肾阴虚型：可用熟地黄、枸杞子、肉苁蓉、杜仲等中药煎汤足浴，每日睡前1次，每次30分钟。

气血亏虚型：可用党参、炒白术、当归、白芍等中药煎汤足浴，每日睡前1次，每次30分钟。

🐾 耳穴压豆

耳穴压豆，取交感、内分泌、脾、胃、皮质下、神门反射区。利用镊子将粘有王不留行籽的胶布固定于相应穴位上。

注意事项：贴压后，用食指、拇指指腹以一定力度进行按压，每天3~5次，每次1~2分钟，以按压局部发热潮红、感觉胀痛酸麻为宜，两耳交替压豆。

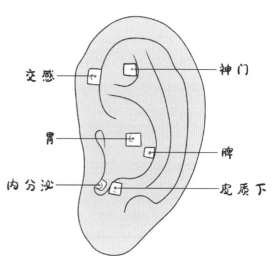

交感　神门　胃　脾　内分泌　皮质下

眩晕自我预防与护理

1.预防坠床跌倒，避免头部外伤。

2.眩晕时立即卧床，避免搬动，保持镇静，光线调暗，活动时出现眩晕应就地坐下或卧倒。

3.经常发作者，避免单独外出。

4.头部动作不宜过急、过猛。

5.出现呕吐时，注意侧躺避免误吸，及时清除口腔呕吐物。

6.保持心情舒畅，适度锻炼，减少压力，尽量避免紧张情绪。

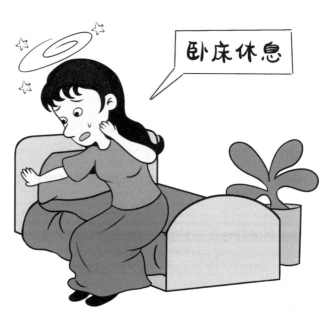

卧床休息

我为什么会心慌

你是否偶尔会出现阵发的、不规则的心脏跳动，像十条缰绳也拉不住的野马，心都快突突到嗓子眼儿上；或者"咚咚咚"像有人在心里打鼓；又或者像有人在你心上"砰"地开了一枪；或者是天黑一个人时莫名地听到自己的心跳声；又或者心跳像突然脚底踩空，从高处落下；有时又像小鹿般乱撞，或感觉它漏跳了一拍；或者你能感觉到它——不跳了。这些异常心跳的感觉，都叫作心悸。

什么是心悸

心悸是指患者自觉心脏跳动的不适感或心慌感，是一类常见的症状。各种原因引起心率、心律或心肌收缩力的改变都可以引起心悸，也可以在心脏活动完全正常的情况下发生，后者多由于患者对其心脏活动特别敏感所致。

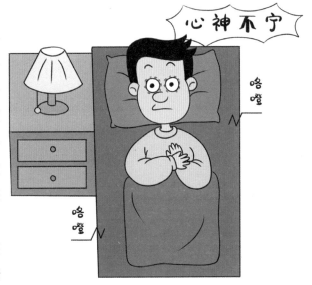

在正常安静休息时，心脏活动一般不被感知。在剧烈活动或情绪紧张时，心脏收缩频率和强度增加，也能自发感觉到心跳，这种情况属于生理性心悸。

中医认为，气血阴阳亏虚，心失所养，或邪扰心神，心神不宁，均可引起心悸。心悸的发生与肝、脾、肾、肺等脏腑密切相关。

是什么让我心悸

❤️ 心律失常性心悸

心悸作为一种临床症状，多与心律失常联系在一起。

心脏跳得快：有一种情况叫作室性心动过速，如果这种情况持续时间较长，会发展成室颤。室颤会让我们的心跳变得非常快，室颤的频率可在每分钟250~600次之间。它相比室性心动过速更加凶险、致命，不分男女老少，对任何年龄段的人都形成致命威胁，而经常导致猝死的就是这种心跳！

心脏跳得乱：这种心跳听起来有点闹心，跳起来也是心乱如麻。有一种情况叫作房颤，全称叫作心房纤颤。它最常见的两种状态，一种是阵发性的房颤，这类患者心跳一般是正常的，但是犯病时会突然出现杂乱无章的心跳，过了一阵可能又会自动恢复正常。另一种叫作持续性的房颤，这种房颤患者心跳一直处于杂乱无章的状态。说它危险，是因为它在中老年人群中发病率相当高，房颤又非常狡猾，在酿成大祸之前藏得十分隐秘，大大增加了脑梗甚至是致死的风险。

心脏跳得慢：正常人心跳次数是60~100次/分。心跳过慢是指每分钟心跳次数少于60次。多见于呼吸—睡眠暂停，窦性心动过缓，传导阻滞，病态窦房结综合征。

❤️ 非心律失常性心悸

冠状动脉疾病、心脏瓣膜疾病、心力衰竭等心脏本身的疾病；或是疼痛、发热、失血、贫血、低血糖、低血压、甲状腺功能异常、神经官能症、更年期综合征等很多情况都会发生心悸。

健康时也会有心悸

在正常情况下，我们是感觉不到自己的心跳的，有时在侧卧安静入睡前可能会听到，但不会伴有不适的感觉。当你能感觉得到自己的心脏跳得比平时更有力或者更快，也许是由一些"特殊状况"引起的。

1.剧烈运动。

2.强烈的情绪波动（焦虑，恐惧，疼痛）。

3.熬夜，劳累，饥饿。

4.吸烟，饮酒，喝浓茶或咖啡后。

5.服用某些药物：地高辛，阿托品，沙丁胺醇，安非他命，可卡因，麻黄碱，氨茶碱等。

6.怀孕期间。

以上情况中，心悸是为了保证各个脏器的供血，或是对某些物质与刺激的反应，这些情况与自身疾病无关。改善上述情况后心悸也会自然消失。

心悸须做哪些检查

心电图是明确心悸病因必做的检查，但常规心电图记录时间短，而心悸症状往往成一过性，所以，常规心电图难以捕捉或更多地收集到心悸发作时的心电图资料。因此，动态心电图监测对心悸患者病因的检出率明显高于常规心电图。

对怀疑有器质性心脏病的患者应进行超声心动图检查，并根据心脏疾病的种类，进一步选择非侵入性检查（如心脏核磁共振）或侵入性检查（如冠状动脉造影）等。相关的生物学标志物检查也常使用。

对怀疑非心脏原因引起心悸的患者，应针对可能的病因进行相应检查，如血常规、电解质、血糖、甲状腺功能等。

如果出现以下症状，一定要警惕

如果心悸合并以下症状，需要提高警惕，及时到医院就诊并进行相关检查及治疗。

胸痛

胸闷、心前区或胸骨后疼痛，且与体力活动相关或在情绪激动后出现。若冠状动脉短暂供血不足，胸痛程度通常较轻，持续时间较短（＜20分钟）；若冠状动脉完全闭塞，则胸痛程度剧烈，持续时间长（＞20分钟），多伴有出汗，恶心等症状。

♋ 呼吸困难

进行性运动耐力降低，夜间不能平卧或端坐呼吸，间断下肢对称性可凹性水肿，多由于心功能不全所引起。

♋ 晕厥

抽搐、头晕、一过性黑蒙、晕厥等出现，此种情况提示存在一过性大脑供血不足，多见于影响血流动力学稳定的严重心律失常。脑组织缺血4分钟以上即可引起神经系统的不可逆性损害。

家中急救方法

♋ 立即拨打120急救电话

心悸严重且自行无缓解，身边的人要立即拨打120急救电话寻求救助，如果发病时没有他人在场，则应尽早拨打120急救电话。

♋ 立即停止活动

日常生活中一旦突发心悸，一定要立即停止当前进行的活动，转而原地休息，同时要尽可能避免外界干扰，保持冷静。如果发生心悸后晕倒在地，在确定无其他危险因素的前提下，尽可能在原地平卧，并注意保暖，不要着急起来离开或搬到床上。任何活动、搬运动作都有可能会加重患者的病情。

♋ 保持呼吸畅通，避免缺氧情况

发生心悸时，应该吐出口中食物，若佩戴假牙的患者应取下假牙，以保证口中无异物。如果患者自己不能完成上述步骤，患者家属可以协助完成。如果患者出现呕吐等情况，要及时清除掉口中呕吐物，可将患者头部偏向一侧，以清理口腔。

♋ 保持冷静理智

突发心悸后，不论是患者自己还是身边的家属，紧张、慌乱对抢救都没有任何帮助。越是在紧急情况下，越要尽可能稳定情绪，冷静分析，避免慌乱。此时应该理智地安抚患者的情绪，安静地等待医护救援人员的到来。

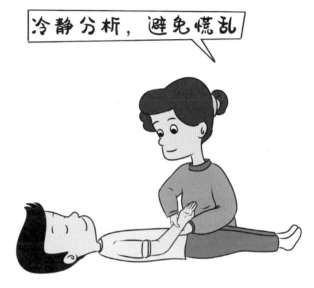

💗 尝试一些刺激迷走神经的举措（建议仰卧位）

1.将冷水溅在脸上，用冷毛巾或冰袋敷面、颈部20~30秒。冷水的"冲击"有助于刺激迷走神经。

2.做出呕吐、咳嗽动作。

3.瓦尔萨尔瓦动作：首先，像排便一样深吸气，然后屏住呼吸1~2秒，最后缓慢呼出。该动作时间不可过长。

4.颈动脉窦按摩：仰卧位，先按摩右侧，无效时再按摩左侧，切忌两侧同时按摩。

💗 中医救急妙招

1.穴位刺激：重按压内关穴、郄门穴、间使穴、神门穴、鱼腰穴、攒竹穴，1~3分钟，改善心悸症状。

2.取嚏法：取家中胡椒粉少许，吹于鼻腔，取嚏3~8次。

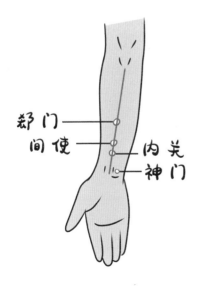

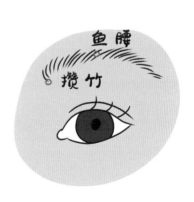

中医特色疗法

灸法

艾灸：取心俞穴、内关穴、神门穴、巨阙穴为主穴每日1~2次，每穴艾条间接灸10~15分钟。

隔物灸：以生姜、大蒜做衬隔，取心俞穴、内关穴、神门穴、巨阙穴为主穴，每穴灸10~15分钟。

穴位按摩

选取神门穴、内关穴，用拇指的指尖垂直掐按相应穴位，以有酸胀微痛感为佳，注意力度，不要掐破皮肤，先左后右，两侧穴位各掐按1~3分钟。

拔罐

选取心俞穴、厥阴俞穴、肺俞穴、脾俞穴，每次取1~2穴，交替选用。用中号口径玻璃火罐，在穴位处吸至皮肤潮红为度，每日或隔日1次。

穴位贴敷

三七、蒲黄、乳香、没药各2份，冰片1份，焙干研末。黄芪30克，川乌、川芎、桂枝、红花、瓜蒌各15克，细辛、筚茇、丁香、延胡索各10克，冰片、三七各6克，焙干研末。加姜汁调匀敷在专用贴敷膜上。将冰片、血竭、人工牛黄、郁金、细辛、生大黄、赤芍、生地及当归烘干制成粉剂，再加入二甲基亚砜制成软膏剂。

以上药物可在心俞穴、膻中穴、内关穴、厥阴俞穴、至阳穴等处贴敷。同一穴位敷贴时间为2~6小时，每日或隔日1次。

泡脚

泡脚盆中加入中药方配制的药液与热水，调节适宜温度，以不烫脚为宜。浸泡并按摩足趾、足心和足部常用穴位，每日1次，每次30分钟。以额头及后背微汗为度。

推荐中药配方：桂枝10克，鸡血藤20克，凤仙草30克，食盐20克，常用于冠心病、心力衰竭。夏枯草30克，钩藤20克，桑叶15克，菊花20克，高血压病情不稳定者(如高血压急症、危重心律失常等)禁用，忌空腹及餐后立即泡脚。

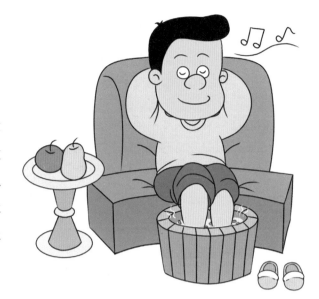

耳穴压豆

耳穴压豆治疗心律失常可选心脏点、小肠、交感、皮质下、神门反射区，选用质硬而光滑的小粒种子轻刺激相应部位，一般耳豆每次贴压后保持3~7天。患者每日可自我按压已贴部位，每轮按压须在1分钟内按压相应穴位30次，每天自我按压3轮。

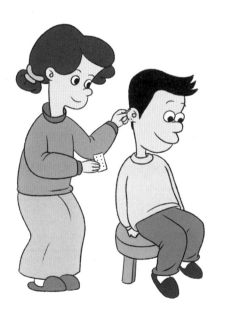

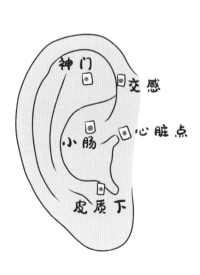

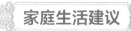 **家庭生活建议**

除在医疗机构进行规范的治疗，心悸患者通过改善生活方式，也可以有效地控制症状，具体如下。

1.安抚心悸患者，避免过度的情绪激动或焦虑抑郁状态。若近期发生重大生活事件，应积极寻求心理治疗；若有焦虑或抑郁状态者，应积极寻求针对病因的相关治疗。

2.在生活习惯上控制心血管危险因素，包括戒烟、减少咖啡因和浓茶的摄入、减少酒精和酒精性饮料的摄入等。

3.积极控制引起心血管疾病的因素，如高血压、高脂血症、心力衰竭、糖尿病等。

4.避免高强度及耐力的运动，保持适量运动。

第三章

有些痛苦
能免则免

中医帮你看急症

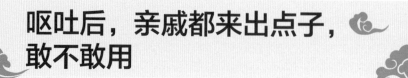

呕吐后，亲戚都来出点子，敢不敢用

农历八月十五日，既是中秋节，又是小张姥爷的七十大寿，全家人聚在一起把酒言欢。有多年高血压病史的姥爷格外开心，两杯酒下肚后，姥爷竟然呕吐了，呕吐物呈喷射状被吐到餐桌正中央，随后姥爷晕了过去。姥姥觉得姥爷可能是因为酒喝多了，胃不舒服，休息片刻就好了，但急坏了小张的五个姨。为了让姥爷快点好起来，五个姨纷纷为姥爷出点子。

大姨：我从小胃不好，一吃凉的东西就呕吐，每次趁热喝完妈妈煮的姜汤很快就好了，我去给爸煮碗姜汤吧，喝完应该就会缓解。

二姨：我每次生气后就想吐，服用舒肝和胃丸或左金丸准见效，我现在就去给爸买药。

三姨：我每次聚餐吃得太饱就想吐，每次服用枳实导滞丸很快就能缓解症状，咱家还有一盒枳实导滞丸，我现在就去给爸吃上。

四姨：我每次受凉后，发烧、肚子不舒服、恶心呕吐，用藿香正气水效果不错，咱给爸试试。

五姨：吃药多麻烦，我每次呕吐时只做穴位按摩就能好，我现在给咱爸按摩一下。

经过五个姨的治疗后，姥爷的症状不但没有好转，反而加重了，意识也变得不清了，大姨见状立刻呼叫120急救电话就近把姥爷送至中医院重症监护室，被医生下了病危通知。五个姨非常难过，为什么这些方法用在自己身上有效，用在老爷子身上不但没有效果，反而使病情加重了呢？

得知姥爷患病后，在中医药大学读研究生的外孙小张赶了回来，了解情况后，小张后悔自己没有将所学的专业知识科普给家人，才耽误了姥爷的治疗。小张告诉五个姨，喷射状呕吐多为中枢性呕吐，属于急危重症，姥爷没有被及时送往医院，才耽误了病情。

什么是呕吐

呕吐是指胃失和降，气逆于上，迫使胃中之物从口中吐出的一种病证。一般以有物有声谓之呕，有物无声谓之吐，无物有声谓之干呕，临床上呕与吐常同时发生，合称为呕吐。

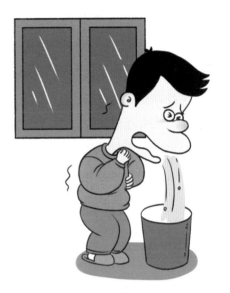

怎么通过特征辨识呕吐

如果先有明显恶心后呕吐，一般为反射性呕吐；轻微恶心，呕吐不费力，多与精神因素有关，为神经性呕吐；呕吐呈喷射状，多为中枢性呕吐，应及时就诊。

呕吐物呈腐酵气味，多为幽门梗阻；呕吐物带血，多为消化道溃疡；呕吐物为黄色味苦的胆汁，多为胆道疾病或十二指肠梗阻。

怎么通过时间辨识呕吐

一般晨起呕吐，多见于尿毒症、早孕；食后即吐，常见于肠炎或肠痉挛；食后数小时或夜间呕吐，且有隔宿食，常见于幽门梗阻。

怎么通过年龄辨识呕吐

小儿经常呕吐可能是先天性幽门肥厚梗阻；青壮年呕吐常见于急性胃炎、阑尾炎、肠梗阻；青年女性不明原因呕吐可考虑妊娠反应。

中医如何看待呕吐呢

"辨证论治"也就是老百姓说的"具体问题具体对待"。

大姨吃了凉的东西后容易恶心呕吐，说明大姨的脾胃虚寒，吃了凉的东西后雪上加霜。生姜性辛味温，有散寒发汗、化痰止咳、和胃、止呕等保健功效。另外，生姜重补暖，对寒凉引起的胃痛非常有效。所以每次喝了姜汤后会缓解很多。

二姨是生气后想呕吐，这属于精神因素。从中医方面讲人的每种情绪都和五脏相对应，肝主怒，生气会导致肝郁气滞，胃失和降，胃气上逆，发生呕吐。二姨所吃的舒肝和胃丸有疏肝解郁、和胃止呕之功，所以当二姨生气后服用就会有效。

三姨是吃得太饱才呕吐的。由于吃得太多，自身脾胃消化忙不过来，所以要用助消化、助排泄的药物，这时用枳实导滞丸是有效果的。

四姨是受凉感冒后出现发烧、呕吐，属于胃肠型感冒。从中医方面讲是外邪（这里指风寒）侵犯了脾胃，导致气机逆乱，胃失和降，进而发生呕吐症状。而藿香正气水有解表化湿、理气和中的功效，除了用于治疗感受风寒导致的呕吐，对于治疗夏季中暑后导致的呕吐也有效。

五姨的穴位按摩确实有一定效果，适用于家庭保健的轻症阶段和慢性疾病，但如果是急诊危重症则需要及时送往医院救治。穴位按摩可以按摩具有止呕作用的内关穴、足三里穴、中脘穴、公孙穴；耳穴可以按摩胃、肝、交感反射区。每日按摩穴位2~3次，如果症状不能缓解，持续加重，需要及时送往医院就诊。

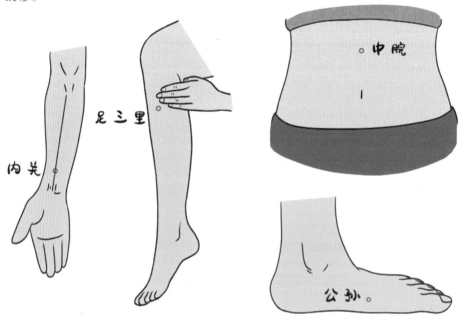

内关　足三里　中脘　公孙

呕吐较轻时

呕吐后的家庭护理

首先呕吐后不要马上吃东西，建议禁食1~2小时；其次先清淡饮食，再逐渐过渡至正常饮食；不需要积极使用止吐药，因为少量呕吐是人体的一种自我保护，将胃消化不了的食物排出体外；补充盐分与补充水分同等重要，因为呕吐会丢失很多电解质，包括钠。

小贴士：如果有人在家呕吐了，可以先尝试寻找呕吐的原因。明确呕吐原因，排除急危重症后，再采取家庭保健方法缓解呕吐症状，若不能缓解，呕吐症状持续加重，须及时到医院就诊。

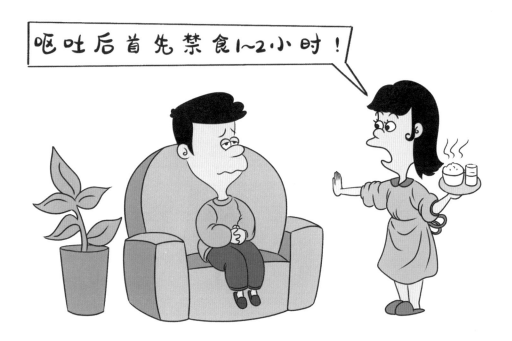

胃，你还好吗

俗话说：人吃五谷生百病。因"吃"而得病，我们的胃经常是最大的受害者！有的人心情郁闷时通过暴饮暴食来发泄，有的人在重大压力下靠烟酒来解愁，有的人经常加班，靠咖啡提神、三餐不定或者饮食偏嗜……这些都让我们的胃承受了太多伤害！"最近胃不太舒服"，这句话你是不是经常听到？也经常有这种感受？胃不舒服时，最让人难以忍受的就是疼痛！然而，胃痛究竟是怎么回事呢？

你真的了解胃痛吗

胃痛，中医又称胃脘痛，是指以上腹胃脘部接近心窝处疼痛为症状的一组病症。生活中胃痛很常见，西医学的急性胃炎、慢性胃炎、胃溃疡、十二指肠溃疡和功能性消化不良等疾病都因为以上腹胃脘部接近心窝处疼痛为主要症状，被归为胃痛范畴。胃痛往往兼见胃脘部胀、满、闷、嗳

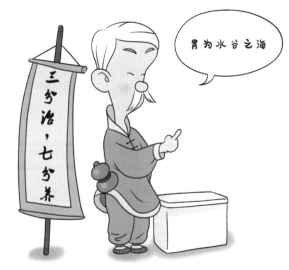

气、反酸、消化不良、食欲不振、胁肋部疼痛、腹胀等症状，甚至有呕吐、吐血、黑便等症状。

中医理论认为，胃为水谷之海，以纳食消谷为职。正常情况下，食物经口进入胃中，通过胃的受纳腐熟后，下行而入小肠，以便进一步消化吸收。如果胃气郁滞，受纳和腐熟水谷功能失调，会出现胃脘部疼痛、食欲下降；胃的功能受损，胃失和降，胃气上逆也会出现嗳气、呃逆、恶心、呕吐等症状。由此可知，胃主通降，以降为和。因此，治疗胃部疾病也是以"通"为用，以"通"为补。

胃痛原因知多少

❤ 嗜食辛辣

辛辣食物刺激胃黏膜充血，长此以往可能会引发慢性胃炎。

❤ 餐后吃零食

餐后经常吃零食，导致胃经常接受突然到来的食物，不能得到休息，可能会破坏胃消化酶的正常分泌，进而"积劳成疾"。

❤ 嗜烟、酒

吸烟会刺激胃黏膜，烟草中的尼古丁作用于迷走神经，破坏正常的胃肠活动，松弛幽门括约肌，使胆囊收缩、胆汁反流入胃，从而破坏胃黏膜。过量饮酒也会损伤胃黏膜，可能造成胃出血、胃穿孔等疾病，影响胃液分泌，降低胃酸的活性，影响人的食欲。

❤ 贪食生冷

有的人喜欢吃凉的或冷的食物，尤其是夏天更是不加节制，这不但会降低胃的温度及抗病能力，也会因为生冷食物中比较多的致病性微生物，食用后导致胃病。

❤ 饥饱失常

暴饮暴食，超出胃的消化能力，造成消化不良，还可能导致急性胃扩张、胃穿孔等疾病；经常"饥肠辘辘"，胃酸分泌伤害胃本身，胃就会痛。

❤ 不良的饮食习惯

囫囵吞枣、狼吞虎咽的饮食习惯会导致食物不能得到充分咀嚼，消化液不能足量分泌，因此食物得不到充分消化，时间长了胃病就随之而来。

吃饭时注意力不集中，一边吃饭一边做别的事情，如边吃边玩、边吃边看电视等。在饮食和玩耍的过程中，大脑需要大量的血液，此时供给胃肠道消化吸收的血液就减少了，长期下去影响消化吸收，导致慢性胃病。

蹲着吃饭会使腹部以及消化道的血管受到挤压，不利于供血，而进食的时候恰好需要大量血液用于消化。

过度劳累

长期的超负荷工作会使人疲劳过度，机体抵抗力下降，胃黏膜防御作用也会降低；而且过度劳累会引起胃部供血不足，胃液分泌功能失调。

情志不畅

忧思恼怒，伤肝损脾，肝脏失去正常疏泄、调畅气机的功能，攻击、侵犯脾胃，则脾失健运，胃气阻滞，导致胃失和降，出现胃痛。

药食因素

非甾体类抗炎药（如阿司匹林）；浓茶、咖啡等。

胃痛需要做哪些检查

根据实际情况，选择血常规、大便常规、幽门螺杆菌检测、电解质、胃镜、上腹部CT等检查。如果是中老年患者，建议同时检查心电图、心梗三项，排除心脏原因导致的疼痛。

你需要知道的用药注意事项

疼痛患者不可在未查明原因前，盲目吃止疼药，因为这样会掩盖病情，影响诊断！所以疼痛剧烈时应及时就医，寻求专业帮助！

胃痛了，何时去医院

既往有胃病史，吃药可缓解，可在家暂时观察。

既往有胃病史，自行服药无效，但是伴有睡眠差、胡思乱想、易怒，可以调整自身生活习惯在家观察。

既往有胃病史，出现大便发黑，进行性消瘦，忽然胃痛剧烈难忍，此时必须去医院。

既往有/无胃病史，自行口服胃药症状没有改善，睡眠好、心情好、情绪佳，那就要当心可能是假胃痛，需要去医院！

治疗胃痛的中成药

中医治疗胃痛是以理气和胃止痛为主，其次再分虚实施治。胃寒者，散寒止痛；食停者，消食止痛；气滞者，理气止痛；热郁者，泻热止痛；血瘀者，化瘀止痛；阴虚者，益胃养阴止痛；阳虚者，温运脾阳以止痛。现在许多中成药可以作用于不同类型的胃痛，"老胃炎"们可以在专业医生的指导帮助下，根据病情，家庭常备以下用药，防患于未然。

理气和胃止痛类

如果出现胃痛，而疼痛是以胀痛为主，身体的胸部两侧肋骨处感到不适，并且疼痛与情绪相关时，可以口服胃苏颗粒、气滞胃痛颗粒、舒肝和胃丸等。

清胃泻热、消导和中类

如果有暴饮暴食史，或者本身脾胃功能就很虚弱导致的消化不良，感到胃脘部及腹部胀满不适，食欲减退，打饱嗝时还伴有酸腐气味，可以根据实际情况服用保和丸、枳实导滞丸、枫蓼肠胃康颗粒、三九胃泰颗粒等。

理气活血、化瘀止痛类

如果胃痛的感觉像是针扎一样，并且疼痛的位置比较固定，舌头的颜色是紫暗的甚至舌面上有瘀斑，这时可以服用荜铃胃痛颗粒、元胡止痛片等。

温中散寒、健脾和胃类

如果胃痛是隐隐作痛，疼得不是很厉害，喜欢温暖，揉按后觉得舒服，同时伴有食欲差，四肢困倦无力时，可口服理中丸、香砂养胃丸等。

养阴益胃、缓急止痛类

如果胃痛的性质是隐隐作痛伴有灼热感，自己觉得咽喉、口腔干燥，并且体形消瘦，自觉乏力时，可考虑服用阴虚胃痛颗粒、养胃舒胶囊等。

在家中如何快速缓解胃痛

在家中、在就诊前或就诊途中，我们可以按摩内关穴、合谷穴、中脘穴、足三里穴，达到缓解疼痛的目的。

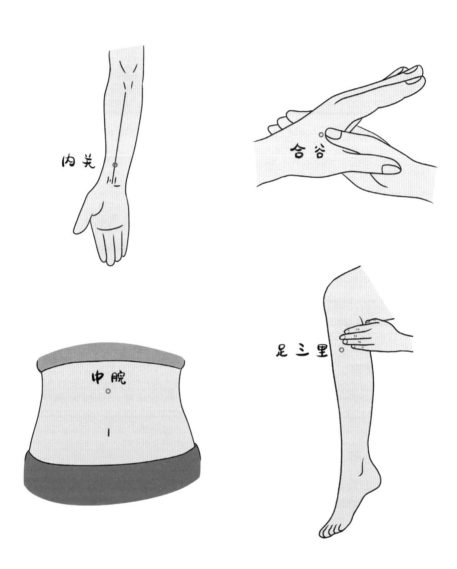

"吃得好"，"胃才好"

古话说，药补不如食补，对于长期胃不好的朋友可在平时饮食中通过食疗养胃。

💟 好食材

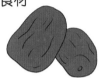

大枣 药食两用，生吃、熟吃均可，煮成枣泥后其吸收效果会更好，尤其是胃炎、胃溃疡等胃黏膜有损伤的人，更宜吃枣泥。

土豆 具有健脾和胃、通利大便的功效，可辅助治疗慢性胃痛、习惯性便秘等。

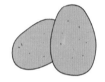

萝卜 含氧化酶、淀粉酶等，有助于消化，能分解食物中的淀粉和脂肪，促进新陈代谢。萝卜中的芥子油还可以促进胃肠蠕动，增进食欲。

南瓜 是一种低脂肪、低热量、低糖类食物，不仅能健胃助消化，还能提高人体的免疫力，增强机体对疾病的免疫能力。

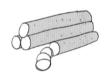

山药 含有淀粉酶、多酚氧化酶等物质，利于脾胃消化吸收功能，是平补脾胃的药食两用之品。不论脾阳亏或胃阴虚，皆可食用。

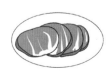

羊肉 性温热，可补气滋阴、暖中补虚、开胃健力。不论是冬季还是夏季，我们适时地多吃羊肉，可以去湿气、避寒冷、暖心胃。

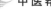
❤️ 食疗粥

1.土豆粥

土豆具有健脾和胃、通利大便的功效，可辅助治疗慢性胃痛、习惯性便秘等。土豆制粥，可以缓急止痛，适用于胃脘隐痛不适者。

材料：新鲜土豆250克（不去皮），蜂蜜适量。

做法：将土豆切碎，用水煮至土豆呈粥状即可。服用时加蜂蜜，每日清晨空腹食用，连服半月。

2.胡萝卜玉米渣粥

在所有主食中，玉米的营养价值和保健作用是最高的。玉米是当之无愧的第一黄金主食，其中所含的"全能营养"适合各个年龄段的人群食用。胡萝卜玉米渣粥可以消食化滞，健脾止痢。可用于小儿消化不良、食积腹痛、久泄久痢。

原料：玉米渣100克，胡萝卜3~5克。

做法：先将玉米渣（玉米研磨后的细小颗粒）煮1个小时，后将胡萝卜洗净

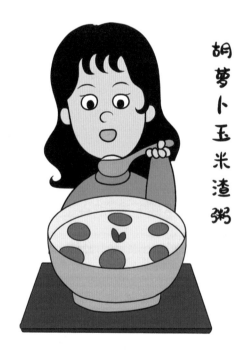

胡萝卜玉米渣粥

切片放入再煮，待胡萝卜熟后即可。

3.玉米南瓜粥

《本草纲目》记载："南瓜性温，味甘，入脾、胃经。"南瓜所含果胶可以保护胃肠道黏膜，免受粗糙食品刺激，促进溃疡面愈合，适宜于胃病患者。南瓜所含成分能促进胆汁分泌，加强胃肠蠕动，帮助食物消化。

原料：南瓜、玉米粉、糯米粉、冰糖适量。

做法：将去皮切块的南瓜蒸8~10分钟，然后将煮烂的南瓜压成糊状。锅内加凉水，玉米粉、糯米粉放进后搅拌均匀，然后点火开煮，加冰糖，适时搅拌防止粘

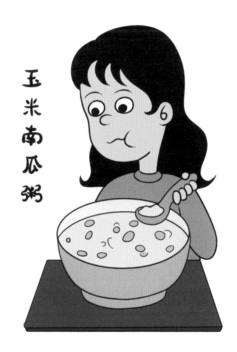

锅底。开锅将南瓜放入，继续搅拌至开锅，再煮2~4分钟即可。

4.山药薏苡仁红枣粥

山药味甘性平，能滋润胃黏膜，起到保护胃的作用，对治疗胃痛也有一定的作用。此外，山药特有的黏蛋白不寒不热、作用温和，非常适合胃功能不强、脾虚食少、消化不良、腹泻的老年人食用。

材料：山药、红枣、薏苡仁、大米。

做法：将山药去皮、洗净、切碎，红枣去核、薏苡仁及大米淘洗干净，各取适量煮粥。

以上食材或食疗粥方对于胃的保养具有一定的作用，但也不限于以上所列举。养胃还应着重注意平时的饮食和生活习惯！

三分治，七分养

♥ 三分治

对因治疗（明确疼痛原因，有针对性治疗）；对症治疗（如反酸烧心，则用抑酸药，如奥美拉唑肠溶胶囊）；预防性治疗。

♥ 七分养

戒烟酒；心情舒畅；细嚼慢咽；讲卫生；饮食适宜；作息正常；及时治，定期查。

"一泻千里"
——急性腹泻那些事儿

你经常拉肚子吗？你对拉肚子了解多少？有人会因为吃冰冷食物拉肚子，有人会因为吃水果拉肚子，有人会因为着凉拉肚子……原因种种，你中招了吗？

什么是急性腹泻

腹泻俗称"拉肚子"，常发生在夏秋季节，表现为排便次数增多，大便稀，呈水样便、稀烂便，或带有黏液、脓血或未消化的食物。急性腹泻起病急、发病快、病程短，一天排便次数达3次以上，甚至一些重症患者1小时内就可排便10余次，除了腹泻，还可能伴有呕吐、发烧、畏寒、腹部阵痛、浑身乏力、精神烦躁或萎靡、嗜睡、面色苍白、意识模糊甚至昏迷、休克。

为什么会拉肚子呢

急性腹泻分为感染性和非感染性。

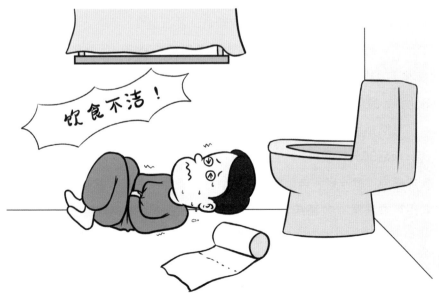

饮食不洁！

感染性腹泻是由细菌、真菌、病毒等感染引起的，常表现为大便带血、腹痛、发热等。感染性腹泻常发生在夏季，由于夏天温度适宜病菌繁衍，病菌容易被苍蝇等传播，夏天食物也更容易腐败与变质，所以不注意饮食卫生就容易病从口入。

非感染性腹泻常表现为水样便，原因主要有吃过多生冷食物、腹部受凉、饱食后消化不良、喝奶乳糖不耐受、食物中毒等。

什么人会容易拉肚子呢

常见患者为小儿、老年人、暴饮暴食者、饮食不洁者。

什么时候该去医院

轻度腹泻可在家自己调理，如果腹泻连续不止，48小时未见缓解或出现发烧、剧烈呕吐、排脓血便、头晕、心慌等症状，应立即到正规医院进行治疗。特别是患有慢性病的中老年人，出现发热、腹泻、呕吐、大量出汗后容易导致电解质紊乱，通常会诱发严重的心血管疾病。

不去医院的我该怎么做

1.休息：卧床休息；若急性水泻应禁食，其余流食。

2.补水：补充液体及电解质。每次稀便后都要补充一定量的液体，口服补液盐或米汤加盐溶液。

3.止泻：蒙脱石散、盐酸洛哌丁胺等。两餐间服用，具体用量按说明书。

4.调节肠道菌群：口服益生菌，如双歧杆菌三联活菌胶囊、地衣芽孢杆菌活菌等。饭后30分钟服用。

5.抗感染：黄连素、诺氟沙星、左氧氟沙星等，适用于感染性腹泻。

6.用药须注意：抗菌药只适用于细菌性感染，不建议自行服用，也不可滥用，轻中度感染性腹泻可不用。蒙脱石散、益生菌不可同时服用，先服用蒙脱石散，再用益生菌，服药间隔至少1小时。

急性腹泻——中医怎么治

中成药

急性腹泻一般分三个证型。

寒湿型：大便清稀如水，肚子痛，食量减少，或兼有怕冷、发热、头痛、肢体酸痛等感冒症状。可选择藿香正气类中成药，如藿香正气水、藿香正气丸等，按说明书服用。

湿热型：肚子痛，大便呈黄褐色，气味臭秽，肛门灼热，口渴，小便黄。可选择葛根芩连类中成药，如葛根芩连片、葛根芩连口服液等，按说明书服用。

伤食型：肚子又疼又胀，拉肚子后可以减轻，大便臭，食欲差。可选择保和丸类、神曲消食类中成药，如保和丸、健胃消食片等，按说明书服用。

艾灸

主穴：天枢、上巨虚、阴陵泉、水分。

配穴：寒湿配神阙；湿热配内庭、曲池；食滞配中脘。

艾灸疗法：选择艾条对准穴位进行灸治，每次10分钟，以局部皮肤微红为佳。

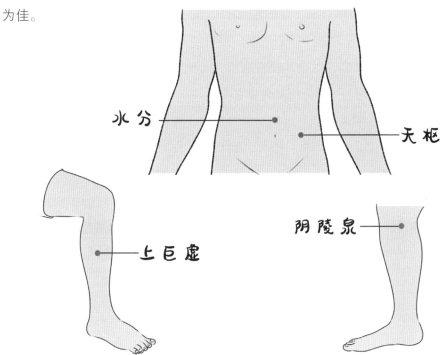

水分　　　　天枢

上巨虚　　阴陵泉

穴位贴敷

取神阙穴，用五倍子、五味子、煨肉果，研细末各等量混合，食醋调成膏状敷脐。适用于腹泻后期。

耳穴压豆

耳穴压豆，取大肠、脾、胃、肝、交感反射区。每日间断揉搓按摩。

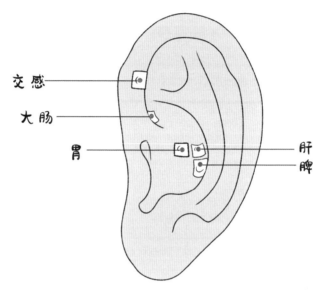

推拿疗法

推拿疗法简便易学，对小儿慢性腹泻、长期腹泻尤为有效，不适用于急性腹泻，推荐家长学习。下面介绍几种推拿方法。

穴位按摩： 按照循经取穴与局部取穴相结合原则，选择足阳明胃经、足太阴脾经和任脉穴位，包括天枢、关元、神阙、足三里、三阴交等穴位。腹部穴位采用食、中两指按摩，每次每穴1~2分钟，每天1次。下肢穴位采用双手拇指对称性按摩，每次每穴2分钟，每天1次。

捏脊疗法： 适用于3个月以上小儿。患儿取俯卧位，使背部肌肉放松。首先手握空拳，挟持肌肤，拇指在前，食指在后。然后拇指向后捻动，食指向前推动，沿脊椎正中线，由骶尾部向大椎部方向推进，可三捏一提，即拿捏三次后可向上提一次，拿捏过程中不可脱手，每次推拿约3分钟，轻重适宜为佳。

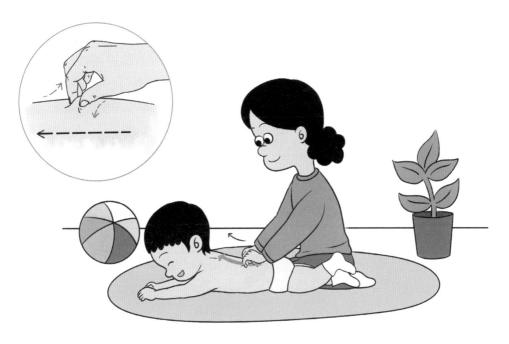

小儿捏脊

补脾经：患儿坐位或家长怀抱，家长左手固定患儿腕部，使掌心向上，用右手拇指从患儿拇指桡侧尖端推向指根。取穴双侧，先推左手再推右手。单侧推动100次。

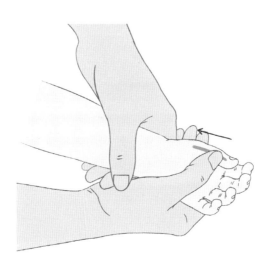

清大肠：患儿坐位或家长怀抱，家长左手固定患儿腕部，使掌心向上，再用右手拇指从虎口推向食指指尖。取穴双侧，先推左手再推右手。单侧推动100次。

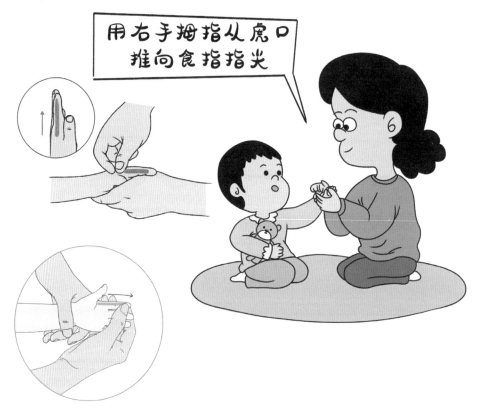

用右手拇指从虎口推向食指指尖

腹泻了还能大肆吃喝吗

急性水泻期：须暂时禁食，使肠道完全休息，静脉输液，以防失水过多而脱水。

轻度腹泻早期：进食清淡流食，如米汤或胡萝卜泥汤。胡萝卜所含热能较低，呈碱性，含有果胶，有促使大便成形和吸附细菌及毒素的作用，在腹泻早期食用既可补充水分还可减少大便次数。

腹泻中期：症状好转后宜进食半流质食物，如清淡面条、山药莲子糊、藕粉羹等。

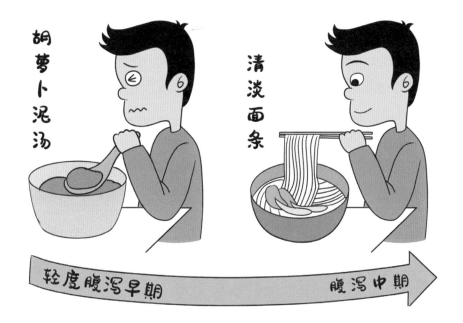

胡萝卜泥汤 清淡面条

轻度腹泻早期 腹泻中期

腹泻后期：不要立刻吃粗纤维食物，如韭菜、芹菜，以免增加肠道负担，加重肠功能紊乱。

腹泻患者尽量避免食用牛奶、甜食、豆制品、坚果，忌食生冷食物，禁吃油炸食物及辛辣刺激性食物。

与腹泻说再见

注意卫生习惯。饭前便后应加强手部清洁，定期清洁居住环境，减少其产生病菌污染的机会。

注意饮食习惯。保护机体和胃肠道功能正常，不饮生水，不食不洁瓜果蔬菜，不暴饮、暴食、酗酒。少吃可能携带病菌的食物，常见的有水海产品，如贝壳、螺蛳、螃蟹等，若要食用，将其煮透煮烂。禁止半生吃、生吃，吃醋泡、酒泡食物，减少细菌感染的概率。不吃变质腐败食品，由于粥、鱼、肉、乳制品、蛋等比较容易受到葡萄球菌肠毒素的污染，人们如果摄入，可能就会引发葡萄球菌食物中毒，因此，这类食物在食用时，应进行加热处理。

严格选择无毒野生菇。夏秋季大量的野生菇涌入城乡市场，其中时常杂有有毒菇。轻者表现为急性腹泻，重者致肝、肾功能衰竭，甚至死亡。

　　腹泻患者、接触者及其接触环境的管理。接触者与腹泻患者保持一定距离，如果需要与接触患者共桌吃饭，应避免接触腹泻患者，也禁止与其共同使用餐饮用具。

　　小贴士：部分人进食鱼、虾、乳类等食品后会出现过敏反应，表现为腹痛、腹泻或荨麻疹。凡出现过此种现象，以后即应禁食此类食品，避免再度发生过敏反应。

痛经女孩——你还好吗

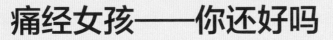

　　每个女生都有一个让人爱恨交织的亲戚——大姨妈。大姨妈每个月开着卡车来看我们，把车停在我们的小肚子上进行碾压。有的女生满头大汗、不敢动弹、脸色苍白，想尽办法安慰她，希望她早点走。这是在说什么？没错，就是痛经！

　　当疼痛比较严重，有的女生还可能伴有呕吐、腹泻、腰酸、乳房胀痛等各种症状，舒舒服服度过那几天变成了奢望。

痛经为什么找我

　　为何姐妹轻松送走大姨妈，我却疼得满床打滚？中医主要认为是"不通则痛"，生活中很多行为会影响到女性胞宫气血运行，导致经血排出不畅可能发生痛经，最常见的原因有以下几个方面。

　　1.行经期间或行经前涉水、淋雨、游泳、坐卧湿地。

　　2.食用生冷寒凉、辛辣刺激的食物。

　　3.精神压力过大、恐惧、焦虑等精神因素。

　　4.上环、取环、人流等宫腔操作。

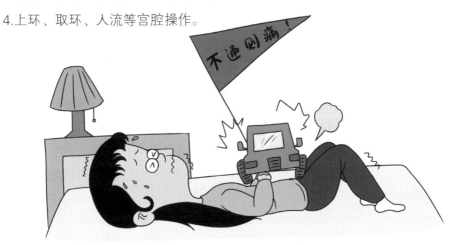

腹痛、腰酸、乳房胀痛……

经期小腹疼痛什么情况该去医院

此次月经与以往月经在量、色、周期上有明显不同，且不能排除怀孕的可能，需要去医院。

确定是在痛经发作期，在家中尝试急救方法疼痛仍没有缓解或有加剧的态势，这提示病情很可能比较复杂，此时需要去医院。

哪类女性即使没有疼到满头大汗——但医生仍然叮嘱要去妇科认真看病

1.每次痛经都有逐渐加重的趋势。

2.伴有以下一种或多种症状：非月经周期下腹部时有疼痛超过3个月，服用布洛芬效果不明显；性交时感觉深部疼痛；肛门部位有下坠或异物感；月经持续3个月以上经量、周期、经期发生异常；有宫腔手术操作史。

3.有生育需求的女性，一年以上未采取任何避孕措施，性生活正常而没有成功妊娠。

痛经本身是一种症状，当出现上述情况时，可能提示女性生殖器官存在器质性病变，所以要及时到医院进行系统诊疗。尤其是近期有生育计划却较长时间内没有得到好消息的女性，痛经提示你该去医院看看是什么原因妨碍怀孕。

在医院会做哪些检查

对于不同年龄，不同病史的女性，发生生殖器官器质性病变的可能性大小不同，因此要进行不同的辅助检查。如果医生考虑功能性痛经，检查相对简单，但如果考虑女性生殖器官器质性病变，医生会进行更详细深入的检查。

痛经的女性最常见的检查有：妇科查体初步判断有无炎症、包块情况；抽血化验 β-hCG判断是否怀孕；抽血检验肿瘤标志物排除恶变的情况；超声、CT、MRI——此三类属于无创无痛的影像学检查；腹腔镜——属有创检查，该检查较少用于痛经患者，但可以帮助诊断一些潜在病症，如子宫内膜异位症、宫外孕等。

痛经用药注意事项

无论采用何种方式，痛经的治疗都需要一定周期，尤其是在医生指导下服用避孕药或非甾体抗炎药治疗痛经时，痛经患者一般不要自行轻易中断用药。采用中医药手段通常也将3个月经周期定为1个疗程。

姜汤红糖不管用？家中中医治痛有办法

女性痛经时，无论老少都知道拿暖水袋焐一焐，或者喝热水、姜汤红糖等缓解疼痛腹凉等症状。但有时姜汤红糖效力不佳，此时运用其他中药内服或者中医药外治的手段，依然可以让部分女性不被痛经折磨，舒舒服服度过月经期。尤其是中医外治法在痛经急性发作时具有起效快、效用持续时间长的优点。

🐾 中成药推荐

目前治疗痛经的中成药有很多，大致可分为两类。

第一类，如果女性表现为经前或经期小腹胀痛、经血量少、血色紫暗有血块，又伴有乳房胀痛、胸闷不舒，在医生指导下可选择血府逐瘀口服液、田七痛经胶囊、桂枝茯苓胶囊、丹莪妇康煎膏、调经止痛片、元胡止痛片、益母草颗粒等活血行气类止痛药。

第二类，如果女性表现为经前或经期小腹冷痛拒按、喜温喜热、月经可见推后、月经量少、面色苍白、肢冷畏寒，则选择少腹逐瘀颗粒、艾附暖宫丸、痛经宝颗粒、痛经丸等散寒活血类止痛药。

一般自经前3~5天开始服药，经净停服。

🐾 耳穴压豆

穴位：选取单侧耳穴子宫与皮质下或者神门与内分泌反射区作为主穴，随证选取肝、肾、交感穴作为配穴。

操作方法：采用75%的酒精对穴位进行常规消毒，在上述穴位埋豆，每个穴位刺激1~2分钟，每日可刺激多次，隔天选取对侧

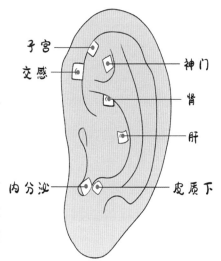

耳朵取穴。自经前1周开始，至经净为止，1个月经周期为1个疗程，至少3个疗程。

艾灸

穴位：关元穴、中极穴、子宫穴、三阴交穴。

操作疗程：月经来潮前1~2天至行经后为止，每日1次。3个月经周期为1个疗程。

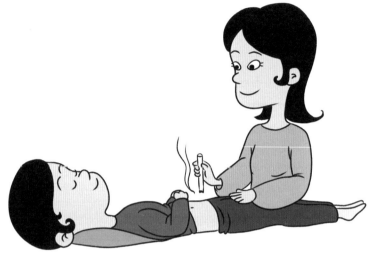

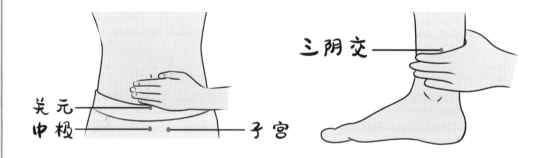

穴位贴敷

穴位：关元穴、中极穴、双侧子宫穴、双侧三阴交穴。

外用膏药制作方法：采用延胡索、当归、白芍、乌药各10克，研磨成粉，与生姜汁调成湿药末，敷于穴位，外用胶布固定。

操作疗程：自月经来潮前3~5天开始贴敷穴位，每次6贴，每日1次，贴敷24小时后换药。每个月经周期连用6天，连续用药3个月经周期。

❤ 推拿疗法

背部推拿：此手法需要家人辅助操作。首先痛经患者取俯卧位，家人站立于患者身侧，从上向下掌擦督脉，以透热为度；然后按揉患者的背部及腰骶部，放松肌肉；再分别用拇指按压患者的悬枢、命门两侧；最后对患者骶部的八髎穴进行擦法治疗，每穴按揉半分钟。

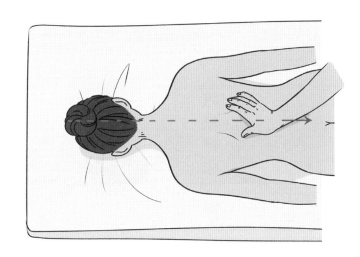

从上向下，掌擦督脉

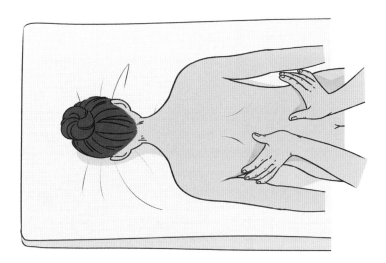

按揉背部及腰骶部，放松肌肉

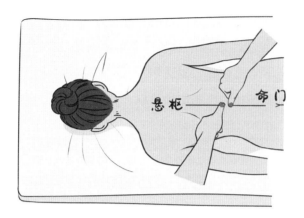

拇指按压两侧悬枢、命门

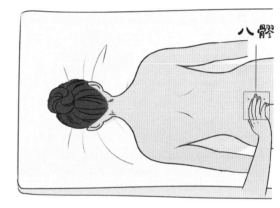

对骶部的八髎穴施以擦法

腹部推拿：此手法需要家人辅助操作。首先痛经患者取仰卧位，家人站立于患者身侧，在患者腹中线由上至下轻柔推拿；然后按照顺、逆时针揉腹各5遍；最后以温热的双掌于小腹冲任二脉走行处施以擦法。

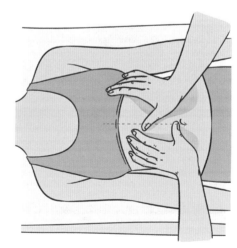

在腹中线由上至下轻柔推拿

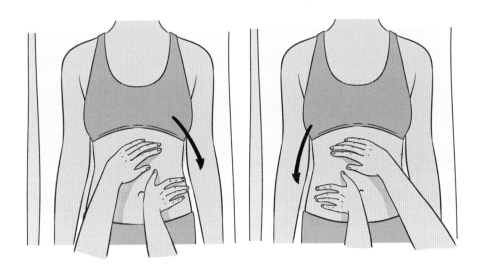

按照顺、逆时针揉腹各五遍

用温热的双掌在小腹冲任二脉走行处施以擦法

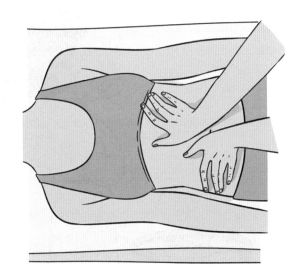

下肢推拿：此手法既可以家人辅助操作，也可以本人独立完成。对痛经患者的下肢进行推拿，分别拿揉患者下肢两侧的三阴交、血海，并对足三里进行点按，每个穴位推拿2分钟，同时可配合轻拍患者腰骶部，以20~30次为宜，从而达到通经活络、活血祛瘀的效果。

痛经女性可以依据自己痛经的程度、是否有家人配合等情况，选择背部、腹部和下肢中1~3个部位进行推拿。

预防和平时调护

痛经女性的日常调护至关重要，为了缓解痛经或者避免下一次痛经的出现，要谨记以下事项：不可过用寒凉或滋腻食物；注意保暖，尤其是在经期；注意经期卫生，月经期间避免同房；经期避免剧烈劳动和劳累；保持精神愉悦；经期可以洗头和淋浴，但不能过于频繁，不仅要用热水洗头，还要及时吹干头发；经期洗澡一定不能盆浴或者泡浴，长时间泡澡会导致盆腔压力增大，并且增加细菌感染概率。

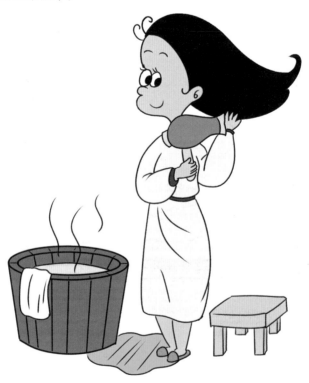

宝宝常见病，家长不担心

新生儿黄疸——
辨别调护有妙招

黄疸的外在表现就是皮肤发黄，是新生儿黄疸最常见的症状之一。新生儿出生后大多数会有黄疸的表现，有的是生理性的，只要观察即可，有的则是病理性的，需要治疗。尤其是早产儿或者日龄小的新生儿，如果黄疸明显、治疗不及时，可能引发胆红素脑病，导致后遗症的发生。

生理性黄疸的主要原因

1.妊娠期胎儿要生存，需要血液中有大量的红细胞从母体中运来足够的氧气；出生后，新生儿呼吸系统开始工作，氧气供给充足，不再需要过多的红细胞来运输氧，以致红细胞破坏增多，胆红素生成过多。

2.新生儿肝脏的代谢功能尚不完善，正常的肠道菌群尚未建立，无法将胆红素进一步转化后排出体外。过量的胆红素积聚在血中，当胆红素超过一定量时，就把皮肤、黏膜和巩膜染成了黄色。

爸爸妈妈如何观察新生儿黄疸

宝宝一般在出生后2~3天出现黄疸，首先表现为面部皮肤发黄，4~6天时黄疸最明显，一般在7~10天内消退。早产儿可以延迟到出生后第3周消退，这是生理性黄疸，是正常的。妈妈要注意观察：如果宝宝出现黄疸时间过早或超过10天仍不消退，就不能认为是生理性的，要及时去医院做进一步的检查，以辨别疾病引起的病理性黄疸。

黄疸最晚多长时间退完

足月儿生理性黄疸最晚于出生后2周内退完，早产儿需要1个月。病理性黄疸的持续时间较长，具体消退时间需要结合患儿身体状况以及黄疸的病因进行

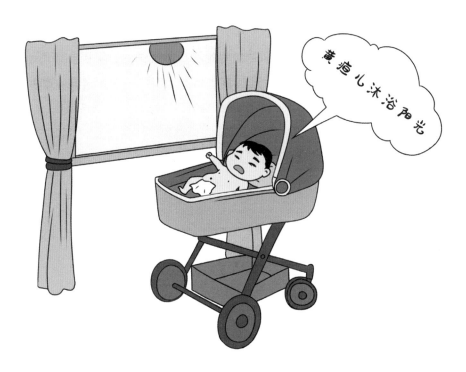

综合分析。在新生儿科，单纯的生理性黄疸消退比较快，足月儿和早产儿的消退时间有所差异。

目前倾向认为早产儿黄疸属于病理性黄疸，对此必须经过积极的干预治疗。除了新生儿会有黄疸，消化系统疾病，如肝功能异常、胆道梗阻甚至肿瘤也能引起黄疸，对此须视病情评估/预测/判断黄疸消退时间。

面对新生儿黄疸，父母需要了解的正常值

约有80%的新生儿会出现黄疸现象，这是新生儿的常见现象。根据新生儿的体质或出生状态不同，黄疸的临床表现也会不同，所以正常值的判断标准也不同，具体如下。

正常健康的新生儿黄疸检测中，血清胆红素浓度正常值不超过12.9毫克/分升。但这个正常范围也是一个动态的过程，一般足月儿在出生后3~4天出现血清胆红素浓度增高，5~6天时达到顶峰，10~13天后逐渐消退。如果在出生后第一天黄疸值超过6毫克/分升或出生后第二天黄疸值超过9毫克/分升也属于病理性黄疸，所以黄疸的峰值变化是一个动态过程。

早产儿的生理性黄疸一般较足月儿严重，血清胆红素浓度也会比较高，一般低于15毫克/分升都属于正常。黄疸值也是和日龄相关的，可以参照同胎龄早产儿胆红素曲线图判断，早产儿生理性黄疸持续的时间也会比足月儿要长，一般不超过出生后1个月。

父母如何快速区分病理性黄疸

黄疸分类

黄疸分为生理性黄疸、病理性黄疸、母乳性黄疸。

新生儿病理性黄疸特点

1.出现时间早：出生后24小时内开始出现。

2.黄疸值上升过快：黄疸发展过快，每天上升超过5毫克/分升。

3.黄疸持续时间较长：足月儿20天未消退，早产儿满月未消退。甚至伴有贫血、体温异常、吃奶不好、呕吐、大小便颜色异常。

4.黄疸退而复现：有的黄疸已经消退或减轻后又重新出现和加重。

5.实验室检查：血清胆红素浓度过高，超过12.9毫克/分升。

6.有不良孕产史：即其他孩子因黄疸过高出现过死亡。

7.产前高危因素：如新生儿溶血症。

病理性黄疸的原因

新生儿胆红素生成过多、肝脏摄取和/或结合胆红素功能低下、胆红素的排泄障碍等都可引起病理性黄疸。引起病理性黄疸的主要疾病有新生儿溶血症、先天性胆道闭锁、葡萄糖醛酸转移酶活性不足、蚕豆病、新生儿肝炎、新生儿败血症等。

孩子黄疸，父母切忌擅自用药

给刚出生的宝宝吃药，让许多妈妈感到特别可怕，被医生要求送至治疗室里照蓝光，更会让妈妈担心。无论是蓝光治疗，还是吃药治疗，都要在医生指导下进行选择。

吃药会不会有后遗症

给新生宝宝吃药治疗黄疸，家长总担心有后遗症。其实药物黄疸的治疗一般是应用一些肝酶诱导剂，促进胆红素的转化，多具有一些短期不良反应，停药后多可消失；也可以同时配合中药治疗，如茵栀黄口服液，退黄效果也不错。用药应在医生指导下使用，不要自行用药。

蓝光治疗安全可靠，注意保护眼睛多补水

425~475纳米蓝光治疗黄疸比较安全可靠，一般持续时间为1~4天。蓝光治疗时注意保护新生儿眼睛，以免视网膜受损，光疗时非显性失水增多，核黄素破坏加快，注意补充水分及核黄素；有些新生儿可能出现发热、皮疹、腹泻等不良反应；若光疗时出现肝脏增大、血清结合胆红素增加，皮肤呈青铜色，应停止光疗。

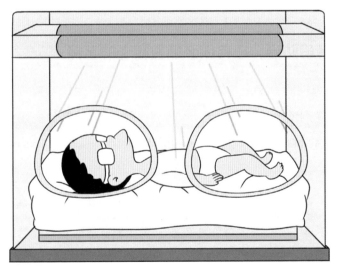

黄疸的治疗方法

内服中药是中医预防新生儿黄疸传统、常用的手段，不仅为公众广为接受和专家推荐，而且得到政府的认可和支持，但服药前需临床医生给予专业指导。

治疗新生儿黄疸最常用的药物为茵栀黄颗粒及酪酸梭菌活菌散等益生菌。茵栀黄颗粒为中成药，成分有茵陈、栀子和大黄，能促进排便，从而有退黄作用。

在新生儿黄疸治疗中，药物并不起主要作用，治疗新生儿黄疸最有效、不良反应最少的为蓝光照射治疗以及充足哺乳等。

家庭中医药保健

新生儿黄疸的食疗方法

方法1：鲜蘑菇或番薯适量。

制用法：做菜煮汤。食用。

适应证：新生儿黄疸阴黄证。

方法2：冬瓜皮、玉米叶各3克。

制用法：水煎服。

适应证：新生儿黄疸。

重视黄疸防治，还有你必须要知道的事情

母乳喂养期间，宝宝与妈妈息息相关。有的医生说宝宝黄疸严重就不让吃母乳，这是为什么？宝宝得黄疸与妈妈有关吗？哺乳期的妈妈要注意什么？妈妈在食物上有忌口吗？

家庭预防

1.母乳性黄疸，暂停喂乳几天后宝宝好转就可恢复母乳喂养

新生儿黄疸中约1%为母乳性黄疸，表现为非溶血性未结合胆红素升高，孩子一般情况良好，未发现引起黄疸的其他病理因素。

母乳性黄疸是由于母乳中葡萄糖醛酸苷酶活性较高，导致胆红素在肠道重吸收增多而引起。多于出生后3~8天出现，1~3周达到高峰，6~12周消退，若暂停母乳后3~5天黄疸明显减轻或消退有助于诊断。如果考虑为母乳性黄疸，可以暂停母乳48~72小时，待黄疸病情好转，可以继续母乳喂养。

2.宝宝得黄疸，哺乳妈妈要忌口

若确定为母乳性黄疸且黄疸较重时应暂停母乳喂养，若不是母乳性黄疸可

适当喂母乳。母亲应少食含黄色色素的食物，如胡萝卜、南瓜、橘子等，禁食辛辣刺激性及生冷食物。

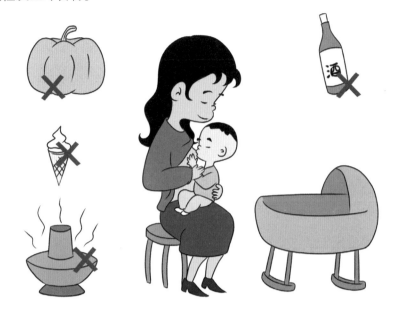

母乳喂养黄疸宝宝，妈咪要忌口

💗 家庭护理

1.胎黄常因孕母遭受湿热侵袭而累及胎儿，致使胎儿出生后出现胎黄，故妊娠期间，孕母应注意饮食有节，不过食生冷，不过饥过饱，并忌酒和辛热之品，以防损伤脾胃。

2.妈妈如曾生过有胎黄的婴儿，再次妊娠时应做预防，按时服药。

3.胎儿出生后密切观察其巩膜黄疸情况，发现黄疸尽早治疗，并观察黄疸色泽变化以了解黄疸的进退。

4.注意观察胎黄婴儿的全身证候，有无精神萎靡、嗜睡、吮乳困难、惊惕不安、两目斜视、四肢强直或抽搐等症，以便对重症患儿及早发现并及时处理。

5.密切观察新生儿心率，心音，贫血程度及肝脏大小变化，早期预防和治疗心力衰竭。

6.注意保护婴儿皮肤、脐部及臀部清洁，防止破损感染。

7.须进行换血疗法时，及时做好病室空气消毒、备齐血及各种药品、物品，严格操作规程。

升级打怪之手足口病

如果说怀孕是升级打怪的过程，那么养娃就是和娃一起升级打怪，其中小儿手足口病就是常见怪兽之一。

手足口病是我国12类丙类传染病中发病数和死亡数最高的。手足口病传染性高，容易被家长忽视，轻症患儿预后良好，重症会威胁到孩子生命，要及早预防，及早发现，及早治疗。

什么是手足口病

手足口病是由肠道病毒感染引起的一种儿童常见急性发疹性传染病，潜伏期3~10天。引发手足口病的肠道病毒有20多种，最常见的是柯萨奇病毒A16型及肠道病毒EV-A71型。因临床以手、足、口、臀等部位的皮疹和疱疹，或伴发热为特征，所以西医学称之为手足口病。任何年龄均可发病，好发于5岁以下儿童，尤以3岁以下年龄组发病率最高。本病一年四季均可发生，以夏秋季节多发，发病以每年4~9月为主，5~7月为高发期。本病传染性强，易引起流行，婴幼儿和儿童普遍易感。由于病毒种类多，宝宝也可能出现反复感染。

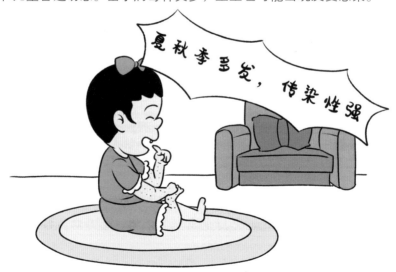

夏秋季多发，传染性强

手足口病是如何传染的

❤ 传染源

患儿和隐性感染者为主要传染源，手足口病隐性感染率高。流行季节，当地托幼机构及周围人群有手足口病患儿的皆可成为传染源。

❤ 传播途径

直接接触、间接接触都可传播手足口病。感染途径包括消化道、呼吸道及接触传播。密切接触是手足口病重要的传播方式，通过接触被病毒污染的手、毛巾、玩具等引起感染，还可通过呼吸道飞沫传播，饮用或食入被病毒污染的水和食物后亦可感染。

❤ 易感人群

婴幼儿和儿童普遍易感。此类儿童常常由于不注意自身卫生，免疫力低下患此疾病。

喜欢和别人共用东西的人。由于和手足口病患者共用被子、毛巾等患上此疾病。

手足口病的症状是什么

❤ 普通型病例症状

大多数患儿主要症状为发热和手、足、口、臀等部位的散发皮疹和疱疹等；部分患儿伴有咳嗽、流涕、食欲不振、恶心、呕吐、头疼等。

❤ 重型病例症状

少数患儿病情进展迅速，发病1~5天出现头痛、呕吐、烦躁、肢体抖动，如不及时治疗可危及生命，即使存活也可能留有后遗症。

手足口病和疱疹性咽峡炎有何区别

相同点：疱疹性咽峡炎和手足口病，口腔的咽部和软腭都会长疱疹。

不同点：患手足口病的孩子，除了口腔咽部和软腭有疱疹，通常在孩子的口唇、手和脚、肛门周围，也会长有透明小水疱，有时膝盖和手肘也会有皮疹。而疱疹性咽峡炎是由病毒引起的呼吸道感染，以上呼吸道感染为主，症状主要表现为咽部出现小红点，然后形成水疱，后期水疱溃破，形成了溃疡。

哪种更可怕：疱疹性咽峡炎极少出现重症患儿，而手足口病有约1%的重症病例，尤其是3岁以下的孩子，有可能会引起心肌炎、肺水肿、无菌性脑膜炎等并发症，严重时甚至会死亡。

及时就医——以下情况要重视

手足口病的预后一般良好，只要患儿精神状态好，吃奶、玩耍正常，就可以居家观察。但是在儿童发生脑炎、脑膜炎、循环衰竭、神经源性肺水肿时，要及时到医院就诊。

遇到以下情况要及时就医

1.持续高热：体温＞39℃，常规退热效果不佳。

2.神经系统表现：出现精神萎靡、头痛、眼球震颤或上翻、呕吐、易惊、肢体抖动、吸吮无力、站立或坐立不稳等。

3.呼吸异常：呼吸增快、减慢或节律不整，安静状态下呼吸频率超过30次/分。

4.循环功能障碍：心率增快，心率大于160次/分，出冷汗、四肢末梢发凉、皮肤发花、血压升高。

就诊科室

一般家长带宝宝到儿科就诊，因为手足口病有一定传染性，所以也可以到感染科就诊。

手足口病需要做的检查

实验室检查

血常规、C反应蛋白、病原学、血清学检查、血生化、脑脊液、血气分析。

影像学检查

胸部影像学、颅脑CT或MRI、脑电图、心电图、超声心动图等。

一般治疗方法

注意隔离，避免交叉感染

手足口病的治疗最关键有两点：一是体温，二是疱疹。

积极控制高热，体温超过38.5℃者采用物理降温（如温水擦浴、使用退热贴等）或应用退热药物治疗，常用药物有布洛芬、对乙酰氨基酚，两次用药的最短间隔时间为6小时。

宝宝身上刚长疹子时，可以涂炉甘石洗剂，并及时为小朋友修剪指甲，以免抓破疱疹；如果疱疹破了，需要改涂消毒液，防止感染，口腔的疱疹容易破损，形成溃疡，加重疼痛，口腔可以使用消炎喷雾，加快疹子、溃疡好转；饮食以牛奶、蛋羹、肉糜等流质或半流质食物为主，减少对疹子、溃疡的刺激；清淡饮食，做好口腔和皮肤护理。

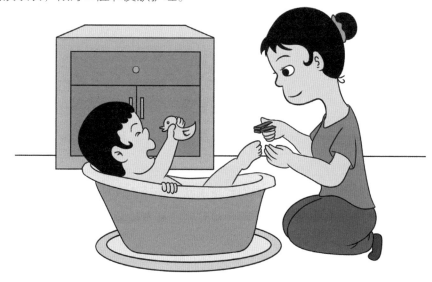

药物治疗

干扰素α喷雾或雾化：此药品常常适用于由病毒引起的初发或者复发性皮肤单纯疱疹，为免疫增强剂，常见的不良反应为引起局部的灼痛、瘙痒等症状。

利巴韦林静脉滴注：此药品为抗病毒药，常用于呼吸道合胞病毒引起的肺炎与支气管炎，长期服用可能对肝功能和血象造成影响。

重症患儿还要结合病情选择液体疗法、降颅压、血管活性药物、静脉应用丙种球蛋白、糖皮质激素、机械通气、血液净化、体外生命支持等。

宝妈们莫担心，中医治疗有办法

面对可轻可重，飘忽不定的手足口病，中医防治更有招。中医药治疗手足口病有减轻患儿病痛、缩短病程、预防严重并发症和安全有效的优势。中医药在防治手足口病上主要提倡"未病先防，既病防变"的原则，重点强调"顾护中焦脾胃，使脾胃运化正常""正气存内，邪不可干"，打倒病毒小怪兽！

手足口病属于中医"瘟疫""温热夹湿"等范畴，有传染性，病情变化快。对于轻症的普通型患儿，宝妈可在家酌情选择药物使用；重症、危重症一定要及时带宝宝去医院救治！

手足口病的临床表现为手、足、口等部位出现丘疹、疱疹，伴有发热或无发热，倦怠，流涎，咽痛，不思饮食，便秘。舌质淡红或红，苔腻，脉数，指纹红紫，属于普通型——脾肺湿热证，治法以清热解毒、化湿透邪为主，中成药可选用金莲清热泡腾片、抗病毒口服液、金振口服液、蓝芩口服液、小儿豉翘清热颗粒等。外治法，如咽部疱疹可选用青黛散、双料喉风散、冰硼散等。中药灌肠方可根据中医师辨证选用藿香、败酱草、黄芩、青蒿、栀子、生薏米等。

此外，中医药外治有耳尖放血、中药灌肠、中药外洗、中药贴敷等疗法，对于缓解患儿皮疹及发热等症状有良好效果，并且患儿抗拒小，依从性高，从而也提高了患儿及家属的接受程度。

如果宝宝出现高热，易惊，肌肉轻微跳动或抽搐，或见肢体痿软，无力，呕吐，嗜睡，甚则昏朦等症状，舌暗红或红绛，苔黄腻或黄燥，脉弦细数，指纹紫滞，属于重型——湿热动风证；若宝宝表现为壮热，神昏，手足厥冷，面色苍白，口唇紫绀，喘促，口中可见粉红色泡沫液（痰），舌脉表现为舌质紫暗，脉细数或沉迟，或脉微欲绝，指纹紫暗，属危重型——厥证、脱证。出现以上症状要及时就医！

家庭保健，远离手足口病

手足口病流行期间，孩童可服用板蓝根、金银花、蒲公英等清热解毒的中药煎水，以预防感染；口腔长疱疹、溃疡的幼儿，可用藿香、生石膏、防风、淡竹叶煎水饮用以清心火，可预防手足口病的发生。

手足口病流行期间，酒精消毒对病毒无效，紫外线、漂白粉、甲醛、碘伏是手足口病毒的"克星"，高温水煮是手足口病毒的"炼狱"。

家庭保健要点：煮、泡、晒、擦。

煮：宝宝的奶瓶、餐具，用前煮20分钟，煮煮更健康；

泡：宝宝的玩具，每周用消毒液或漂白粉泡30分钟；

晒：宝宝的毛巾、尿布、衣物、被子等，都要经常换洗晾晒；

擦：地面、台面等宝宝经常触碰的地方，每周用消毒水或者漂白粉进行擦拭，尤其厨房、卫生间这些"重灾区"，更要重点对待。

预防和护理

♡ 预防

手足口病的预防手段，主要包括一般性预防措施和手足口病疫苗的接种，能有效降低手足口病的发病率。

一般预防措施：勤洗手（七步洗手法）、喝温开水、吃熟食、勤通风、晒衣被。远离手足口病患儿，少去人群密集的地方。

接种疫苗：目前预防手足口病，最有效的方式就是接种疫苗。EV-A71型灭活疫苗可用于6个月龄至5岁儿童预防EV-A71感染所致的手足口病。基础免疫程序为2剂次，间隔1个月，鼓励在12个月龄前完成接种。5岁以上儿童，发病率显著降低，目前暂不推荐接种疫苗。

护理

1.饮食护理

手足口病患儿因口腔内有疱疹，故饮食宜清淡、富营养、易消化，宜服用梨汁、西瓜汁、荸荠汁等，不宜食用发物，不可食用刺激性食物。

疾病早期，因口腔疼痛，患儿可出现畏食，此时应以流质食物为主，如牛奶、豆浆、米汤等。食物不宜过凉、过烫，可用吸管吸食。

疾病中期，可给予患儿软食或流质食物，不宜食用坚硬、辛辣、刺激、冰冷、酸性食物，防止刺激口腔。

退热期患儿口腔疼痛减轻，饮食以泥糊状食物为主。

恢复期患儿每天可以多次饮食，多吃营养丰富的食物，如鸡蛋羹、鸡汤等，大约10天之后恢复正常饮食。

2.皮肤护理

注意保持皮肤清洁，对皮肤疱疹切勿挠抓，以防破溃感染，可以选择炉甘石洗剂帮助疱疹吸收；已有破溃感染者，可以用刺激性小的碘伏消毒，并保持局部清洁干燥，也可用金黄散或青黛散麻油调后撒患处，以收敛燥湿，助其痊愈。

3.日常护理

儿童患病期间宜休息、保暖、多饮水；饮食宜清淡、富营养、易消化；不与他人共用毛巾或其他个人物品。

居家消毒。每天清洁常接触的家具、玩具、地面等，每周用含氯消毒剂消毒1~2次。患儿的分泌物、呕吐物或排泄物以及被其污染的物品或环境，清洁后要及时用含氯消毒液进行擦拭或浸泡消毒，作用30分钟后，用清水擦拭或冲洗干净。但不建议患儿餐具、贴身衣物使用消毒剂，可用开水浸泡杀菌。

持续高热患儿可用物理降温，必要时可用退热剂。恢复健康后，让孩子居家隔离直至孩子全部症状消失后1周，避免外出，避免与其他孩子接触玩耍；避免孩子与其他手足口病患儿分享玩具或亲密接触，防止再次感染。

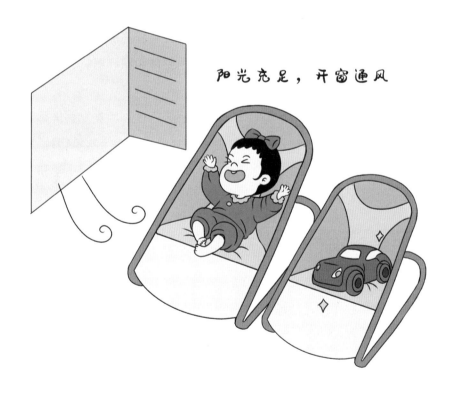

阳光充足，开窗通风

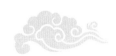

如何应对孩子的大嘴巴

冬春季节，家长发现宝宝从学校或幼儿园回来后小脸蛋变"胖了"，哭闹不止，不让碰、不让摸，还有发烧、张口困难、疼痛等表现，年轻的爸爸妈妈们不要慌张，宝宝这是得了流行性腮腺炎，俗称"痄腮"。

什么是流行性腮腺炎

流行性腮腺炎，是由腮腺炎病毒引起的急性呼吸道传染病。在腮腺肿胀时传染性最强，常见于儿童和青少年。腮腺炎病毒主要侵犯腮腺，腮腺位于两侧面颊部耳垂的周围。腮腺炎病毒也可侵犯其他的腺体组织和器官，如胰腺、性腺、脑组织、心脏、关节等。

冬春季是流行性腮腺炎肆虐的时节，我国的流行性腮腺炎发病呈季节性双峰分布，第一个发病高峰在4~7月，第二个发病高峰在10月至次年1月。主要发病人群为15岁以下儿童，其中5~9岁儿童发病率最高。幼儿园、小学和中学是腮腺炎突发公共卫生事件的主要发生场所。

流行性腮腺炎如何传播

流行性腮腺炎冬春季高发，人是唯一的传染源。流行性腮腺炎主要经呼吸道传播，病毒可存在于患者的唾液和呼吸道分泌液中，通过空气或飞沫传播，也可以通过被感染者唾液污染的衣服、玩具或公共用具间接传染。

易感者在接触患儿后一般在2~3周内发病。

流行性腮腺炎的症状有哪些

腮腺炎主要表现为一侧或两侧耳垂根部肿大，肿大的腮腺常呈半球形，以耳垂为中心，向前向下向后弥漫性肿胀，并有明显的压痛。在咀嚼或进食酸性食物时，疼痛加重。腮腺炎患者除了腮腺部位肿痛外，大部分小儿患者还有发热症状，体温在38 ℃左右，间断性。如果没有并发症，一周左右可自愈。

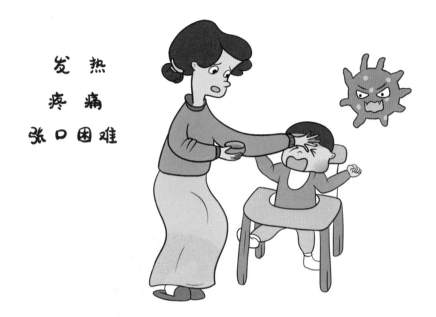

得了流行性腮腺炎需要注意什么

由于流行性腮腺炎有传染性，所以一旦孩子被诊断为流行性腮腺炎，最好在家休息，不要上学或去幼儿园，以免传染给其他小朋友。如果没有并发症，大概一周可自愈，待腮腺肿大完全消失，可以解除隔离；如果接触了腮腺炎患者，需要隔离观察3周。

流行性腮腺炎本身并不可怕，但是出现并发症可能会很严重。

当孩子出现以下症状时，需要及时送往医院治疗：

1.当腮腺炎患儿出现腹痛、腹胀、呕吐、发热等症状时，需要警惕胰腺炎，这种疾病严重时可危及生命；

2.如果孩子出现头痛、持续发热、呕吐、精神差，甚至抽搐，需要警惕病毒性脑炎；

3.如果患儿出现面色苍白、心动过速或心律不齐，则应提防并发心肌炎；

4.男孩发热伴"蛋蛋"肿痛时，需要警惕睾丸炎。如果并发了双侧睾丸炎，有可能导致成年后的不孕症。

治疗腮腺炎，中医有妙招

口服中成药

1.蒲地蓝消炎口服液（蒲公英、板蓝根、苦地丁、黄芩）。

2.小儿豉翘清热颗粒［连翘、淡豆豉、薄荷、荆芥、栀子（炒）、大黄、青蒿、赤芍、槟榔、厚朴、黄芩、半夏、柴胡、甘草］。

3.蓝芩口服液（板蓝根、黄芩、栀子、黄柏、胖大海）。

药物外治

1.鲜仙人掌：每次取1块，去刺，洗净后捣泥或剖成薄片，贴敷患处，每日2次。用于腮部肿痛。

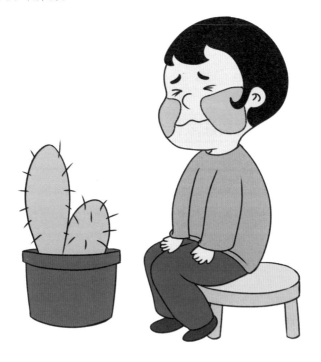

2.如意金黄散、青黛散：任选1种，适量，以醋或茶水调，外敷患处，每日1~2次。用于腮部肿痛。

3.鲜蒲公英、鲜木芙蓉花叶、鲜败酱草、鲜马齿苋，任选1种，也可2种合用，适量，捣烂外敷患处，每日1~2次。用于腮部肿痛。

起居调护

1.患儿发热期间应注意休息，避免外界致病因素再次侵袭。

2.饮食应清淡、富含营养，以流质、半流质为主，多吃蔬菜和水果，如油菜、丝瓜、冬瓜、西瓜、香蕉等清凉性食物；忌肥腻、辛辣、坚硬及酸味食物。

3.饭后用盐水或金银花甘草茶漱口，可以保持口腔卫生，并可给病变局部清热解毒，注意口腔清洁，避免继发感染。

4.密切观察病情，及时对症处理，及早发现严重并发症。

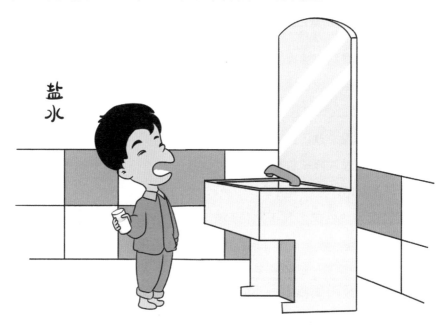

如何预防流行性腮腺炎

1.我国儿童免疫程序规定，18~24月龄儿童应常规接种一剂次麻疹—腮腺炎—风疹联合疫苗（MMR），但接种1剂次含腮腺炎成分疫苗的防病效果有限，推荐儿童入小学前再次接种一剂含腮腺炎成分疫苗。

2.在腮腺炎流行时，尽量不要带孩子到人群密集的场所，更不要与腮腺炎患儿一起玩耍。

3.教室要注意通风，保持空气流通。

4.教育孩子养成良好的个人卫生习惯，多参加体育锻炼，增强体质。

孩子热性惊厥怎么办

小孩子抵抗力弱，难免会发烧，宝爸宝妈们应对孩子发烧可谓丝毫不慌，但是如果遇到小儿热性惊厥，我想再怎么淡定的父母也不淡定了。

你了解小儿热性惊厥吗

不少父母看到"惊厥"二字，以为是由惊吓引起的抽搐，其实不然。热性惊厥是因为感染细菌、病毒，导致体温骤然升高后所致的抽搐，是婴幼儿时期最常见的惊厥性疾病，首次发作多见于6个月龄至5岁。

发作时表现为意识突然完全丧失、双眼凝视、斜视或上翻、头后仰、面肌及四肢呈强直性或阵挛性抽搐，呼吸暂停，面色青紫，有的患儿甚至出现口吐白沫、牙关紧闭、大小便失禁，惊厥后神志很快恢复。

中医认为热性惊厥属于急惊风范畴，多是由于小儿脏腑娇嫩，易于感受风、寒、暑、湿、燥、火等外邪，感邪后常从阳化热，热极生风。

热性惊厥和癫痫是一回事吗

癫痫俗称羊痫风、羊角风。在日常生活中容易混淆，也是各位父母最担心的问题，我家宝宝的抽搐是癫痫还是热性惊厥？这两个病是一回事吗？

首先，我们要知道，热性惊厥≠癫痫！

癫痫可无热发作，在体温正常的情况下发病并且多有反复发作病史、家族遗传史，脑电图检查可以发现典型的癫痫波。

热性惊厥多是由于感染性疾病所致，在高热情况下发作，是小儿神经系统发育尚不完善所致。

为什么我家宝宝发烧会惊厥

遗传因素可能在该病发生中起关键作用，环境因素如病毒、细菌感染是热性惊厥的重要促发因素，其中病毒感染更为多见。

宝宝惊厥时，家长应该怎么办

首先，我们需要知道惊厥发作的家庭紧急处理。小儿热性惊厥多为短暂的自限性发作，发作持续时间多在5分钟内。其次，家长应避免过度紧张焦虑，切忌盲目用药治疗，大多数小儿热性惊厥的预后良好，较少遗留后遗症，尚无直接因热性惊厥而导致死亡的病例报道。95％以上的热性惊厥患儿日后并不患癫痫。

家长面对小儿热性惊厥应该镇定，机敏冷静的家中处理显得非常重要，各位家长要记牢以下几点。

1.将小儿予侧卧位平躺防止意外伤害。选择平坦柔软的地方，如地毯、床上，把宝宝放好，注意周围不能有磕碰到宝宝的物品，在此期间要避免紧抱、摇晃、掐人中、呼唤小儿或用力按压肢体促其清醒，以免刺激患儿、加重抽搐，造成肢体损伤及影响小儿呼吸。

2.为了防止小儿误吸，我们只需要清理口周分泌物即可。因为惊厥时小儿牙关紧闭，千万不可借助器具强行探入宝宝口中或往口中放任何东西，如汤勺、毛巾等，容易造成呼吸不通畅、误吸或者口腔损伤。惊厥发作结束后，也需要及时清除口周分泌物，并让患儿吐出口腔异物或分泌物，防止误吸。

3.若发作超过5分钟或发作后意识不清须尽快就医。

是不是用退热药后，小朋友体温下降，就不会发生热性惊厥了呢

退热药既不能防止小儿热性惊厥发作，也不会降低热性惊厥复发的风险，而且退热药物有相应的不良反应，应按说明书使用退热药物，不应超剂量使用，否则可能引起一系列与退热药物相关的肝肾功能损害。

父母可以带小朋友做哪些检查

根据病情选择性检查血常规、血生化、尿及大便常规，如夏秋季突发频繁惊厥患儿应检查粪常规以鉴别细菌性痢疾；其他还有脑脊液、脑电图与神经影像学检查，可根据小儿病情，咨询医生进行相应检查。

惊厥发作时，可以按揉哪些穴位

惊厥欲发时，我们可以选择大敦穴或鞋带穴。

惊厥发作时，身向前屈者，将委中穴掐住；身向后仰者，掐膝眼穴；牙关紧闭，神昏窍闭，掐合谷穴。

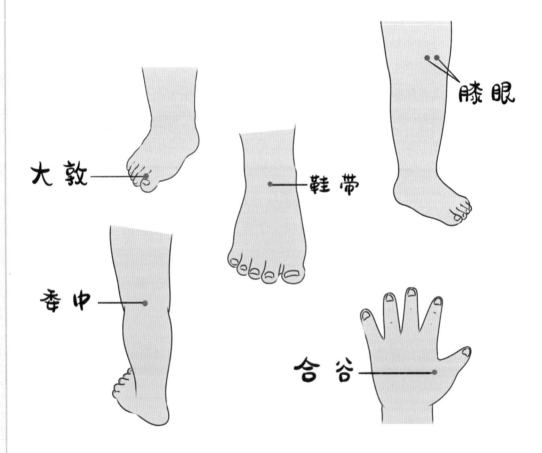

小孩子以前有过热性惊厥，我们在家能做哪些穴位保健

常用的穴位：人中穴、合谷穴、少商穴。

家长可以体外按压刺激以上穴位达到日常调护的效果，需要注意的是，不可过于用力刺激，穴位不是用力越大效果越好。切记穴位按压并不适用于惊厥发作期，对于发作期的小儿，我们应该创造出一个安全、安静、无刺激的环境，持续惊厥的患儿应该第一时间送往医院，不能过分依赖此方法。

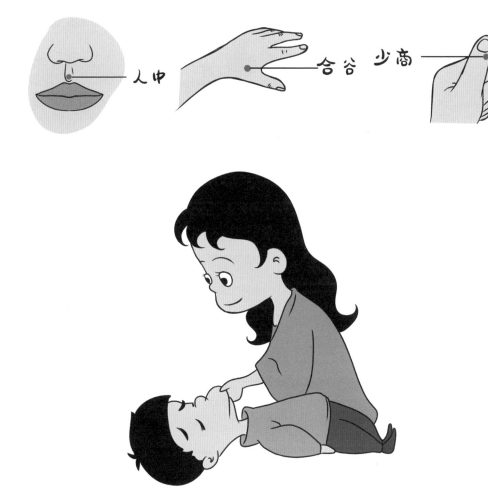

日常调护

加强日常锻炼：锻炼能够增强小儿免疫力，减少患病发热概率。

合理饮食：小儿消化系统尚在发育阶段，家长们切不可以为吃得多就是好，这样反而会使小儿消化系统负担过重，引起小儿食积，甚至发热。

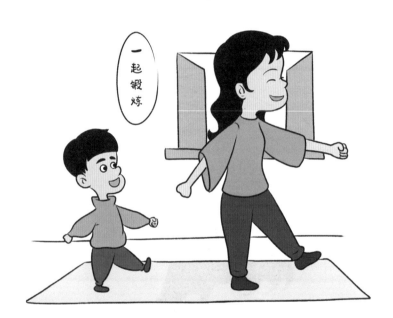

第五章

中医帮你看急症

「内外兼修」
塑造你的美丽形象

扶正你的"面子"
——面瘫

盛夏夜晚的闷热总是让人难以忍受，躺在床上、辗转反侧，打开窗户或开空调成为许多人的选择。于是，总有一些人会中招，某天在不经意中，你会发现自己的面部不听使唤了。

面瘫脸就是"面瘫"吗

生活中我们常用"面瘫脸"来评论面部表情生硬的演员，或形容一个人具有高冷范。可此面瘫非彼"面瘫"，面瘫究竟是怎样的呢?

面瘫在民间俗称歪嘴巴、歪歪嘴等，我们这里所指的面瘫为周围性面瘫。周围性面瘫(简称面瘫)是以口、眼向健侧歪斜为主要表现的一种病症，中医称为口僻、吊线风、歪嘴风。本病可发生于任何年龄，无明显季节性，多发病急速，以一侧面部发病多见，无半身不遂、神志不清等症状。

一觉醒来面瘫了，这是何故

中医认为面瘫多由正气不足，络脉空虚，风寒、风热之邪，乘虚侵袭面部筋脉，以致气血阻滞，肌肉纵缓不收而致。

风寒者多见于面部受凉，如久吹风扇、空调。

风热者多与感冒发热或中耳炎、牙龈肿痛、带状疱疹等面部炎症性、病毒性疾病等相关。

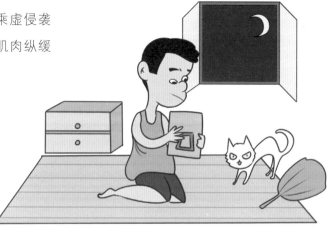

面瘫的症状是什么

典型症状：一侧面部表情肌瘫痪，表现为口角歪向健侧、眼睛无法闭合、无法抬额、皱眉。

面瘫还会伴有以下症状：

1.味觉丧失，食欲不振；

2.听觉过敏，一点细微的声音都会让人觉得惊天动地；

3.疼痛剧烈，耳及耳后疼痛；

4.泪腺、唾液腺分泌障碍等。

面瘫常用检查知多少

电生理检查、肌电图、MRI、CT、血清学检查。

面瘫了，该怎样恢复美貌

面瘫给患者朋友带来了不少的麻烦，尤其是爱美的女性更无法接受，她们在家里不苟言笑，出门戴口罩，不敢参与社交活动，工作生活受到严重影响。遗留后遗症的朋友更是对其身心都带来了巨大的影响。

药物治疗

急性期以减轻面神经炎症水肿，改善局部血液循环与防治并发症为原则。常用药物有类固醇皮质激素（强的松等）、抗病毒药物（阿昔洛韦等）、神经营养药物（维生素B）等。

对症治疗

由肿瘤性疾病（如乳突肿瘤）、感染性疾病（如莱姆病）、代谢性疾病（如糖尿病、高血压）等引起的周围性面瘫应对原发疾病进行治疗。

手术治疗

评估面神经损害后，由专科医生进行手术减压治疗。

中医特色疗法

中医针灸治疗面瘫有良好效果，患者朋友们在家中无法针灸可以用以下方法改善面瘫症状。

穴位按摩

用食指指腹按摩翳风、四白、风池、地仓等穴，每次按摩1~2分钟。

中药热敷

采用中药热奄包外敷患侧面部。

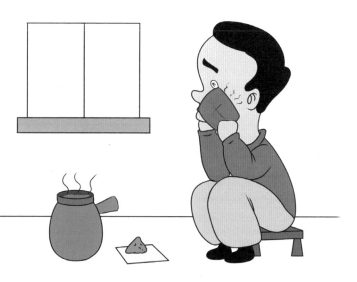

中药热奄包制作：将炒莱菔子100克，白芥子100克，紫苏子100克，小茴香100克，吴茱萸10克混匀放入微波炉内高温加热2分钟(温度50~70℃)后倒入纯棉布袋内。

操作方法：以加热好的热奄包外敷患侧。急性期以翳风穴、面部下颌及疼痛症状最明显处为主；恢复期则改为面颊及额部，每天两次，每次半小时，五天更换1次药包，操作过程中注意防止烫伤。

穴位贴敷

生白芥子50克，研细末，米酒50克，调制成膏状，贴敷于患侧阳白穴、地仓穴、颊车穴、四白穴，贴敷4~6小时取下。

取巴豆一个去皮，斑蝥一个去翅、去足，生姜一块（如枣大）切碎，将三味药共捣碎，制成约0.5厘米大小的药饼，用热毛巾将患者患侧牵正穴（位于耳垂前0.5~1厘米处）擦洗干净，再将药饼贴敷在牵正穴上，用麝香虎骨膏固定，2.5~3小时即可取下，以局部微发泡为宜（部分患者可在药膏取下数小时后发泡）。如一次不愈，可在一周后重复贴敷，如局部有破损或渗液，可局部涂少量烧伤药膏。

牵正散加减（白附子50克，僵蚕50克，全蝎50克，牛蒡子25克，生姜50克），将上药研至极细粉末，生姜榨汁，用姜汁、凡士林膏，调成硬膏，装入洁净密封容器待用。使用时，取硬膏5~10克，取适量黄酒温热后调入药膏中。疾病初期，贴敷于患侧四白穴、颊车穴、太阳穴、牵正穴、双侧天枢穴，久病患者，贴敷于双侧四白穴、颊车穴、牵正穴、双侧天枢穴，用医用胶布贴，每次贴4~6小时后取下胶布及硬膏，每日1次，10天为1个疗程。

小贴士：注意局部皮肤卫生，可适当减少贴敷时间，避免皮肤起水疱。

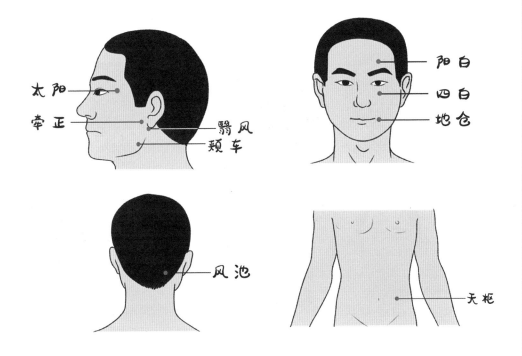

预防与护理，美貌恢复指日可待

平时面部避免长时间寒冷刺激，并预防感染，一旦发生面瘫及时就医，早治疗早康复。面瘫发生后积极护理，以期早日恢复美貌。

饮食起居护理

食用易消化易咀嚼食物，注意补充微量元素和B族维生素，禁食油腻、辛辣、生冷食物，进食后及时漱口、早晚刷牙，保持口腔卫生。

康复护理

指导患者对镜练习皱眉、举额、闭眼、露齿、鼓腮和吹口哨等动作，每日数次，每次5~15分钟，促进面部表情肌复健、加强面肌肌力锻炼。对患者面部进行按摩，防止肌肉麻痹或萎缩，减少后遗症和并发症。

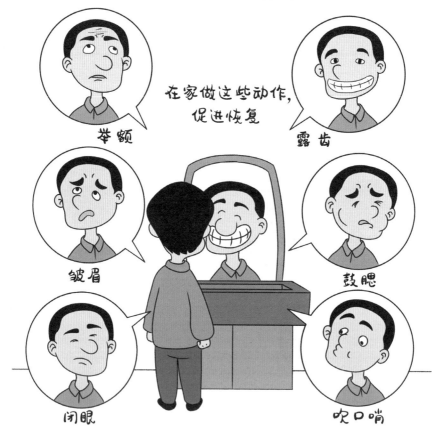

眼睛护理

由于眼部不能闭合应少用眼睛、多休息，保持眼部清洁，必要时使用眼药水，保护角膜。

心理调适

建立患者对疾病治疗的信心，保持乐观积极的心态有利于病情康复。

急性腰扭伤，中医药来帮

出差回家路上，老王歪着身子在火车上睡着了，下车时感觉腰部右侧稍有疼痛，跟有东西牵拉着一样。到家后，疼痛加重了，心想休息一晚上应该没事了，还特意睡的硬板床，谁知半夜疼痛难忍，连翻身都困难，好不容易扛到天亮，在家人的搀扶下来到医院看病。经过各项检查，老王最终确诊为"急性腰扭伤"。

腰部急性扭伤后，多会出现剧烈疼痛，活动时加重，即使休息后也不能消除。腰痛大多发生在一侧，也有双侧发病的，是由于肌肉和筋膜、韧带强烈收缩而发生的撕裂痛。多发生在腰骶、骶髂和两侧骶棘肌。腰部不能自由活动，如不能挺直、屈俯、仰伸、扭转；咳嗽、喷嚏、大小便时疼痛加剧；站立时往往用手扶住腰部，坐位时用双手撑于椅子，以减轻疼痛。

生活处处存隐患

在日常生活中，可能因突然滑倒、跳跃闪扭身躯，腰部肌肉、韧带受到过度牵制而引起急性损伤，这种损伤一般较轻，稍有疼痛，容易恢复。

如果我们动作较为剧烈，如高攀、提拉、扛抬重物的过程中用力过猛或姿势不正、配合不当，造成腰部的肌肉筋膜、韧带、椎间小关节与关节囊的损伤和撕裂，这是较为严重的损伤，一般疼痛剧烈，活动受限。

如果无明显外伤史，但长期坐姿不良导致腰部持续处于疲劳状

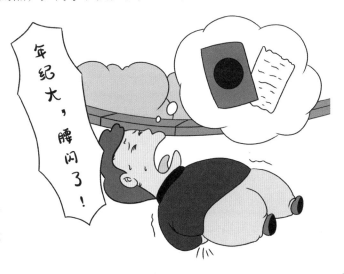

态以及腰椎后关节因年龄等原因发生退行性病变，支撑腰椎稳定的附属组织松弛、老化等，腰椎稳定性降低，从而导致该疾病发生。

中医如何认识急性腰扭伤

急性腰扭伤属于"腰痛""痹症"及俗称的"闪腰"范畴。古代文献《金匮翼》云："瘀血腰痛者，闪挫及强立举重得之。"传统医学不仅着眼于局部腰痛，而且认为腰痛与气血、经络、脏腑等功能有着十分密切的联系。中医认为急性腰扭伤的根本病机是气血壅滞、运行不畅，从而导致"不通则痛"。

急性闪挫，常因外力的击扑闪挫、跌打损伤引起。外伤导致经络损伤、气滞血瘀，从而产生疼痛如锥，痛处固定。气血阻于腰间，不能输送下肢，出现下肢麻痛相间，日久筋失所养，导致肢软无力，肉萎不红等症状，常见痛状。

中医特色疗法

♋ 中药口服

1.气滞血瘀类

腰部疼痛的特点是刺痛，痛有定处，痛处拒按，可以选用活血化瘀、行气止痛类中药，如七厘胶囊。

2.湿热内蕴类

腰部疼痛多有热感，红肿明显，可以选用清热利湿、化瘀止痛类中药，如二妙散、腰痹通胶囊等。

3.风湿阻络类

腰部疼痛多伴有酸胀，腰部发沉，像有重物下坠，可以选用祛风止痛、舒筋活络类中药，如同仁大活络丸。

♋ 外用膏药

一类是非甾体类消炎膏药，如氟比洛芬巴布膏；另一类是中药膏药，如活血止痛膏、云南白药膏、千山活血膏等。

推拿疗法

推拿和按摩是中医治疗急性腰扭伤的最基本手法。具有疏经通络、调和气血、滑利关节之功效。

1.按揉腰痛点

腰痛点在手背侧，当第二、三掌骨及第四、五掌骨之间，当腕横纹与掌指关节连线中点处，一侧二穴。适当用拇指用力按揉即有酸胀感，这时边揉边慢慢地晃腰，先顺时针转，再逆时针转，转回慢慢弯腰，可以快速缓解腰痛。

按揉气海穴，点拨箕门穴，点揉肾俞穴，点拨委中穴，后分别用掌揉法、擦法作用于腰部，至透热为度治疗。

> **掌揉法：**
>
> 以大小鱼际或掌根部着力，手腕放松，以腕关节连同前臂做小幅度的回旋活动。压力轻柔，揉动频率每分钟120～150次。

2.按揉阿是穴

用拇指按揉腰部疼痛部位即阿是穴，选择疼痛最为剧烈的一个点，同时做正面的屈伸活动、左前屈伸、右前屈伸，适当地施加压力可帮助关节复位，缓解疼痛。不能过于用力，否则病情会更严重。本疗法简单易操作，如选用此法，必须经有经验的医生施行。

拔罐疗法

拔罐疗法又名吸筒疗法，其原理是借用工具罐，利用燃烧罐中空气使其产生负压，然后将其吸附于对应体表穴位，被放置部位皮肤受刺激会扩张毛孔，导致局部组织充血、瘀血，从而达到治疗的目的。

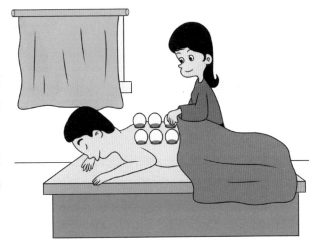

选取阿是穴督脉和膀胱经上的穴位进行拔火罐疗法，留罐10分钟。

刺络放血疗法

中医刺络放血疗法是指以粗毫针、三棱针等针刺特定穴位浅表脉络，放出少量血液，以外放内蕴之热毒，从而达到治疗的一种方法，可解毒、通经活络、泻热消肿等。

运用三棱针委中刺血疗法，委中穴附近有迂曲的、怒张的静脉，针刺放血让其自行流出，直至血流停止后在每个进刺点拔罐5~10分钟。或以腰阳关穴为中心，至点滴星状出血，火罐拔罐，局部出血2~3毫升。

艾灸疗法

艾灸疗法，是运用艾条、艾绒或者艾炷等，对穴位局部进行艾热刺激，通过激发机体经气活动从而调整人体紊乱的生理生化功能，在临床上也是比较常见的一种治疗方法。

取腰部附近的肾俞、大肠俞等穴位以患者局部皮肤有温热感为宜，局部皮肤红晕为度。要注意掌握热度，避免烫伤。

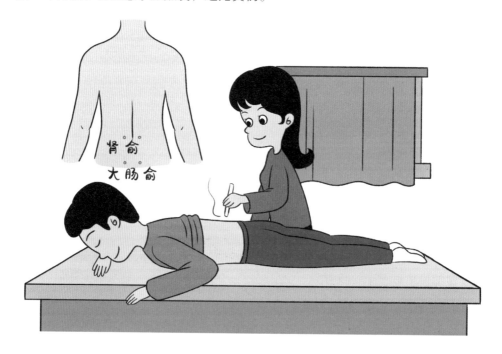

卧床静养首为先

卧床休养是最基本的治疗方法。不仅能缓解腰肌痉挛，减轻疼痛，还有利于促进肌肉的修复和愈合。休养时间必须在一周以上，以保证扭伤组织的修复，在休养的过程中避免活动腰部，以免遗留后遗症。卧床同时应配合药物治疗。

功能锻炼助康复

早期卧床休息，后期功能锻炼。

五点拱桥法

取仰卧位，把头部、双肘及双足跟五个点作为支撑点，用力向上挺腰抬臀，进行腰背肌功能锻炼。应循序渐进、逐渐增加、避免疲劳和损伤。

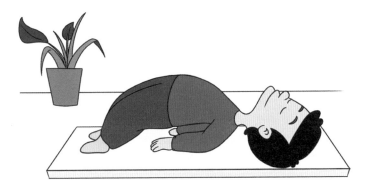

背运法

闪腰者与家人背靠背站立。双方首先将肘部弯曲相互套住，然后家人低头弯腰，把患者背起并轻轻左右摇晃，同时让患者双足向上踢，3~5分钟放下。休息片刻重复此方法。

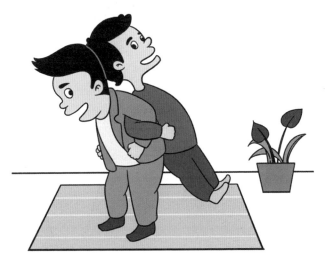

双手攀足法

全身直立放松，两腿微微分开，首先两臂上举，身体随之后仰，尽量达到后仰的最大程度。然后稍停片刻，随即身体前屈，双手下移，让手尽量能触及双脚，再稍停。最后恢复原来体位。连续做10次。

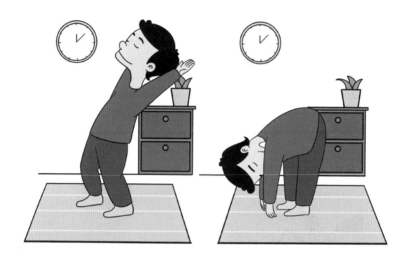

前屈后伸法

两腿开立，与肩同宽，双手叉腰，然后稳健地做腰部充分的前屈和后伸，各5次。运动时要尽量使腰部肌肉放松。

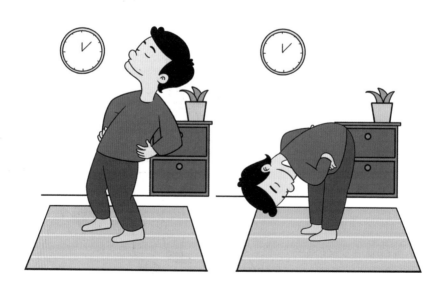

需要注意的是，老年人和高血压患者，弯腰时动作一定要缓慢。各种促进腰部活动的疗法，对损伤早期及损伤严重者不适用。

出现以下情况须及时就医

1.60岁以上的女性，尤其是高龄老年人，应当心是不是因为骨质疏松，突然抬重东西后，腰椎压缩性骨折，要及时到医院就医。

2.不仅出现了腰痛，还出现了下肢的持续麻木、疼痛，那么很有可能是出现了急性腰椎间盘突出或脱出压迫神经的问题，要及时到医院就医。

3.在一年以内多次发生腰痛问题，也要到医院好好查一查。

吃的都一样，
为啥就我长包了

有很多人会提出这样的问题，我和朋友吃了相同的东西，为什么别人什么事情都没有，我却长了满脸大包？为什么我和朋友一起去郊外游玩，别人都没事，我却出了一身红疹子？如果你也有这样的困扰，那么你很有可能患上了过敏性皮肤病。

什么是过敏性皮肤病

过敏性皮肤病，顾名思义，是过敏导致的皮肤病，也称为变态反应性皮肤病。

过敏，是过度敏感的意思，即人体免疫系统对外来物质产生的过度敏感的反应，就像是你的身体在"大炮打蚊子"。

过敏可以在人体有多种表现，表现在皮肤的变化就是过敏性皮肤病。过敏性皮肤病多会反复发作，给人们的工作生活造成一定影响。

中医认为，该病多以脾虚湿盛，郁而化热，兼以外来风邪裹挟毒邪入侵机体，于皮内产生对抗，而表现出一系列的皮肤受损的症状。

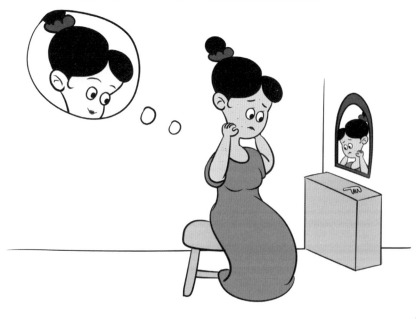

我的包是过敏性皮肤病吗

很多朋友会问，我长了包，但是我也不知道是不是过敏性皮肤病，怎么办呢？我们给出几个思路，大家一起来判断：

1.我每次吃某一种食物或是药物，都会出现相似的皮肤受损表现；

2.我每次接触什么东西，如戴劣质的金属饰品、玩猫玩狗、用某种化妆品后，都会出现相似的皮肤受损表现；

3.我每到春季或是秋季，都会出现相似的皮肤受损表现；

4.我每次去草丛或是树林，都会出现相似的皮肤受损表现。

这些皮肤受损表现可以是大片的不规则形状的红肿，也可以是针尖或黄豆大小的紫红色瘀点瘀斑，或是小米粒大小的红疹等，通常都会非常瘙痒。

当然以上只是一些思路，不要局限于这些，我们需要在生活中多多地注意，细致地观察。学会判断病情，成为一名优秀的健康卫士！

过敏性皮肤病，会传染吗

谈到皮肤病，大家总是担心与过敏性皮肤病患者接触是否会被传染。

要给出的结果是令人欣喜的，过敏性皮肤病并不会传染。但是它与遗传有一定相关性，并不是说这是一种遗传疾病，而是它有一定的家族倾向，可能与

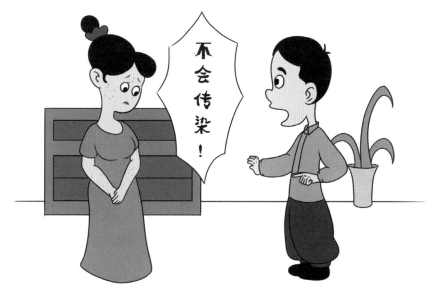

遗传过敏体质有关。有时也会因为一家人都处于某种不适宜的生活环境（如潮湿）而都表现出一定的皮肤损害。

让我长包的凶手，竟然是它

如果你确定了自己得的就是过敏性皮肤病，那么下一步就是寻找凶手了。这个让你又痒又难看的凶手是谁？

凶手就是——过敏原！

生活中常见的过敏原：

1.某些金属，我们可以从这些途径接触它——首饰、皮带扣、手表表链等；

2.某些化学品，我们可以从这些途径接触它——化妆品、染发剂、洗涤剂、橡胶、油漆、化纤布料等；

3.某些药品，如青霉素、磺胺、阿司匹林等；

4.某些食物，如大豆、小麦、坚果、花生、牛奶、鸡蛋、鱼类、甲壳及贝类；

5.某些动植物，如花粉、动物毛、螨虫、蚊虫等；

6.某些物理性刺激，如冷、热、日光、摩擦及压力等。

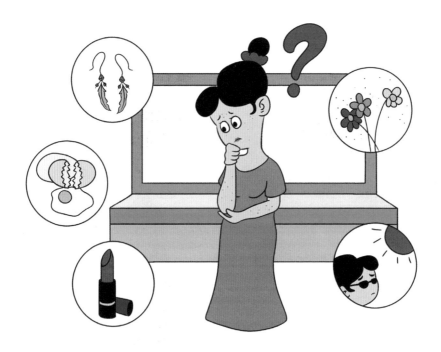

我的包，长得标准吗

　　属于过敏性皮肤病的病种很多，常见的有湿疹、荨麻疹、药疹、接触性皮炎、特应性皮炎、汗疱疹等。因此，皮肤受损的表现也多种多样，患上这些疾病的患者会感到皮肤非常瘙痒，迅速出现又迅速消退的形状不定的苍白色或者鲜红色风团；出现时间较长且对称分布在腋窝、耳周、面部、小腿、肛门周围等部位的红疹，严重者还可出现小水疱，它们多融合成片，边界不清楚，伴有渗出；也有边界清楚的红疹，严重时红肿明显并出现水疱和大疱；也可以出现表皮松懈。除了以上皮损表现，还可以伴有或不伴有恶心、呕吐、腹痛、发热，甚至出现心慌、烦躁、血压降低等过敏性休克症状，严重威胁患者的生命安全。

出现以下症状，及时就医

　　同样是过敏性皮肤病，有的人可能一两个小时症状就能全部消除，有的人却会危及生命安全。

　　如果出现以下症状，不要犹豫，及时去医院。

　　1.除了皮肤的受损，还会出现其他症状，如恶心、呕吐、腹痛、发热、心慌、烦躁、失神、血压降低等症状。

　　2.出现咽喉部异物感，甚至逐渐加重的憋气、呼吸困难。

　　3.皮肤受损面积逐渐增大、皮损程度逐渐加重，没有缓解趋势。

　　4.此次皮损表现与以往状况有明显差别。

不去医院的我，能做些什么

　　如果你的症状比较轻微，可以暂时不去医院，你可以做以下几件事。

　　1.寻找过敏原，并切断与它的联系。我们可以通过戴口罩来减少吸入花粉，通过定期清理房间和洗晒被褥减少接触螨虫；注意避免再次使用致敏药物、摄入致敏食物、穿戴致敏金属装饰品、涂搽致敏化妆品或护肤品等。

　　2.避免对受损皮肤的刺激，如热水烫洗、搔抓等。

　　3.调整作息、清淡饮食，避免辛辣、油腻、生冷等刺激的食物。

4.关于用药，无论是内服还是外用药，建议在医生的指导下使用。常用的内服西药有盐酸西替利嗪、氯雷他定等；内服的中成药如抗敏合剂、除湿丸、润肤丸等，外用的西药如氧化锌糊、维生素E乳霜（硅霜），外用的中药如炉甘石洗剂、芙蓉软膏及复方黄连膏等。

5.激素类药物一定要在医生指导下使用。不建议盲目长期、大剂量使用激素类药膏，这样可能会掩盖病情，影响诊断，也会产生激素不良反应。有人要问，哪些药物是激素类的呢？大多数激素是"松"字辈，如糠酸莫米松软膏、丙酸氟替卡松软膏、卤米松软膏等。

怎么做才能让以后不再长包

1.避免接触过敏原。

2.保持工作、生活环境整洁干净，不过分干燥或潮湿。

3.饮食有节，起居有度。

4.控制皮肤清洁频率、清洁用水温度，适当涂搽成分单纯的护肤品。

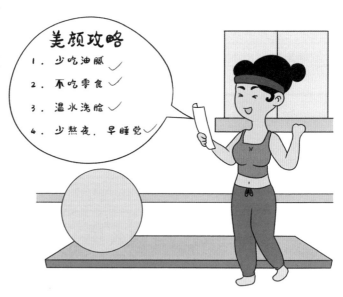

美颜攻略
1. 少吃油腻 ✓
2. 不吃零食 ✓
3. 温水洗脸 ✓
4. 少熬夜，早睡觉 ✓

中药美白小妙招：

芦根30克、白茅根30克，煎汤过滤取清澈药液，用常温的此药液洁面，或打湿面膜纸敷脸。既可使皮肤处在较温和的状态，也有一定的美白作用。

难以忍受的痛风，
痛过才知道

你有没有这样的经历，夏天到了，约上二三好友，点了海鲜烧烤，冰镇啤酒上桌，吃饱喝足之后第二天却出现了足趾关节肿痛，走不了路！你有没有在经过一番酣畅淋漓的劳动或者运动之后，第二天早起出现关节肿痛难忍的情况？你有没有被称为"天气预报"，阴天下雨、天气骤变引起关节疼痛？这些情况的发生，很可能是痛风引起的。

随着人们生活方式和饮食结构的改变，近年来我国痛风及高尿酸血症患者越来越多。高尿酸血症也被许多人称为"三高"之外的"第四高"。

痛风和高尿酸血症，到底谁因谁果

痛风和高尿酸血症究竟是什么关系呢？首先要清楚痛风的发作原理。痛风是由于人体血液中的尿酸升高导致的，当尿酸浓度过高达到饱和时，就会析出尿酸盐结晶，这个时候就可以诊断为高尿酸血症了，这些尿酸盐沉积于骨关节、肾脏和皮下等部位，引发急、慢性炎症和组织损伤，就出现了痛风。

痛风分为原发性和继发性，原发性痛风由遗传因素和环境因素共同致病，具有一定的家族易感性。继发性痛风主要由于肾脏疾病引起尿酸排泄减少、骨髓增生性疾病及放疗致尿酸生成增多、某些药物抑制尿酸的排泄等导致。无论原发性还是继发性痛风，都是尿酸生成增多和 / 或尿酸排泄减少导致的。

哪些因素容易引发痛风

长期的高嘌呤饮食和饮酒等不健康的生活方式会引起人体血液中的尿酸升高，从而导致高尿酸血症。嘌呤代谢会产生尿酸，所以高嘌呤饮食导致尿酸升高，嘌呤主要存在于常见的动物内脏中，各种动物的肉中也含有大量的嘌呤。海鲜类除了海参和海蜇，嘌呤含量都比较高。肉汤和肉汁，尤其是火锅汤和老

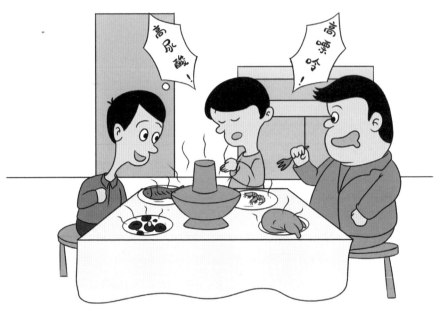

痛风，胡吃海塞惹的祸！

火汤，都含有大量的嘌呤。新鲜蘑菇中也有大量嘌呤。

临床上5%~15%的高尿酸血症患者会发展为痛风。高尿酸血症患者在高蛋白高嘌呤饮食、饮酒、劳累、受寒、外伤、手术、感染等情况下有可能引发痛风。

高嘌呤饮食、饮酒、劳累、受凉是大多数痛风患者的发病诱因。尿酸是嘌呤代谢的终产物，所以高嘌呤饮食会导致尿酸生成增多。酒精会使尿酸生成增加，同时也会抑制尿酸的排泄；过度运动、劳累会导致体内大量乳酸堆积，导致尿酸排泄减少；寒冷会引起尿酸溶解度下降，导致尿酸盐析出增加。天气变化也是痛风的诱因，温度过高或过低，以及空气湿度的增加都有可能诱发痛风。

痛风可不只有关节疼，累及肾脏更难受

急性痛风性关节炎

急性痛风性关节炎多在午夜或者清晨突然起病，关节剧痛，难以忍受；数小时内出现受累关节的红、肿、热、痛，活动困难。最常见的是单侧的第1跖趾关节，就是我们俗称的大脚趾骨节，还可出现在踝、膝、腕、指、肘关节。多数患者在几天或两周内能自行缓解，一些患者还会有发热的症状。

痛风石

痛风石是痛风的特征性临床表现，典型部位在耳郭，在反复发作的关节周围也可出现痛风石，肘关节、脚后跟、膝关节等处也常出现。痛风石大小不一，小的如芝麻，大的像鸡蛋，摸起来会有沙砾感，如果不经过治疗或控制，痛风石会不断长大。大的痛风石会破溃，破溃后排出白色粉状或糊状物，经久不愈。关节内大量沉积的痛风石可造成关节骨质破坏、关节周围组织纤维化、继发性退行性变等，出现持续的关节肿痛、畸形、关节功能障碍。

痛风的肾脏表现

一些肾脏疾病会引起血尿酸升高，导致痛风的发生，而高尿酸血症也会引起肾病，我们称之为"痛风肾"。痛风性肾病会出现水肿、夜尿增多、小分子蛋白尿、白细胞尿、轻度血尿及管型等情况。晚期会导致肾功能不全，出现水肿、贫血、少尿的情况。少数患者会表现为急性肾衰竭，水肿的同时出现少尿或无尿的症状，严重的可危及生命。这个时候就需要先去肾病科就诊，控制好肾病的情况，再针对高尿酸血症进行治疗。

还有些患者的肾脏会出现尿酸结石，小的结石随尿排出，不会有明显的不适，大的结石会引起梗阻，出现难以忍受的肾绞痛，表现出剧烈的腰痛或者腹痛，同时还会伴有血尿、排尿困难等症状。一旦出现急性肾衰竭或者肾结石这种紧急情况，一定要先去急诊科就诊，由专业的急诊科医生判断病情。

眼部病变

肥胖的痛风患者可反复发生睑缘炎，在眼睑皮下组织中发生痛风石。有的逐渐长大、破溃形成溃疡而使白色尿酸盐向外排出。部分患者可出现反复发作性结膜炎、角膜炎与巩膜炎。严重时可导致失明。

高尿酸血症与其他慢性疾病

高尿酸血症是高血压、高脂血症的重要危险因素。有些研究认为高尿酸与血糖升高没有明显的相关性，但高尿酸血症会增加2型糖尿病患者得慢性肾功能不全的风险。所以控制好尿酸水平，也有助于其他慢性疾病的治疗和控制。

同样是关节疼痛，哪种才是痛风

生活中很多人有关节痛的症状，我们怎么辨别自己到底是得了关节炎还是痛风呢？原发性痛风是有家族集聚现象的，具有一定的遗传性。但是家里有痛风患者的朋友也不要害怕，只要保持良好的饮食生活习惯，确保尿酸在正常范围内，是不会轻易得痛风的。

有些朋友遇到天气变化就会出现关节疼痛，总以为自己得了风湿性关节炎。风湿性关节炎会在关节疼痛症状出现之前，出现发热、咽痛、颌下淋巴肿大、咳嗽等呼吸道感染症状，这些症状消失之后才会出现关节疼痛，人们很容易忽视这些呼吸道症状，以为只是普通的感冒。除了这些，风湿性关节炎多发作于人体大关节，如膝、踝、肘、腕、肩等关节，而痛风好发于第1跖趾关节。风湿性关节炎的关节疼痛是游走性的，一个关节的症状消退，另一个关节症状出现。知道了这些，就不难分辨这两种关节疼痛。当然，想要准确知道自己的情况，还是要到专业的医疗机构进行就诊。

得了痛风，不应该去骨科，或疼痛科，应该去风湿免疫科，听从风湿免疫科医生的专业诊疗意见，定期检查血尿酸、肝肾功能等化验指标。如有必要，还可进行X线平片、CT或MRI等影像学检查。

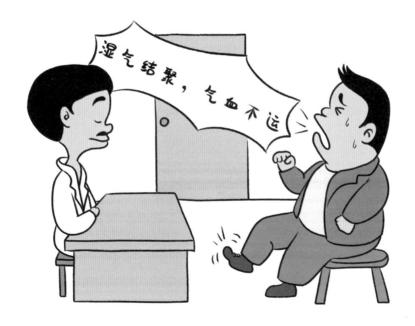

痛风发作别强忍，科学对待要认真

治疗痛风不能轻视，各个阶段的目的都要明确。控制高尿酸血症，预防尿酸盐沉积是每个高尿酸血症患者都需要重视的，即使是无症状患者也应该控制血尿酸，防止痛风的发生、尿酸结石的形成和肾功能损害。急性痛风性关节炎发作时，应迅速控制炎症。所有用药应在专业医生的指导下使用，不建议患者自行服用药物。

❤ 急性痛风性关节炎的治疗

急性痛风性关节炎发作时，应迅速缓解症状。首选非甾体抗炎药，也就是我们常说的"退热止疼药"。非甾体抗炎药常见的不良反应是胃肠道溃疡及出血、心血管毒性反应，活动性消化性溃疡禁用，伴有肾功能不全者慎用。小剂量的秋水仙碱可有效控制症状。不能耐受非甾体抗炎药或秋水仙碱或肾功能不全者可应用中小剂量的糖皮质激素。痛风急性发作累及多关节、大关节或合并全身症状的患者建议首选全身糖皮质激素治疗。

❤ 降尿酸治疗

目前降尿酸药有两类。

排尿酸药物：一线用药为苯溴马隆，通过抑制肾脏对于尿酸盐的重吸收，增加尿酸盐的排泄，降低血尿酸水平，适合肾功能良好者，用药期间应多饮水，并服用碳酸氢钠碱化尿液。

抑制尿酸生成药物：一线用药别嘌醇片和非布司他片，适用于尿酸生成过多或不适合使用排尿酸药者。别嘌醇片疗效显著、价格低廉，但在中国人群中使用应特别关注别嘌醇片超敏反应。

得了痛风不要怕，中医妙招有方法

中医认为痛风发病的原因是由于人体气化能力不足，不能够把体内的湿气运化出去，而湿是属于"阴"性的，是往下走的，湿气结聚到身体下部，阻滞人体气血运行，"不通则痛"，所以就导致了关节的疼痛，发生了痛风。对于痛风，中医有着丰富的临床治疗经验。

🫀 汤药治疗

中医认为急性痛风性关节炎多属于湿热痹阻，当清热利湿；若患病日久，损伤阳气，多属于寒湿痹阻，当温阳化湿。湿热型和寒湿型有什么区别呢？湿热型的痛风会有明显的关节红肿热痛，疼痛关节的皮温也会升高，冷敷会有所缓解。寒湿型的患者关节疼痛，但肿胀不明显，局部皮温也不高，有些会出现屈伸不利，遇冷加重。湿热型的可用中成药四妙丸、二妙丸清热祛湿，寒湿型可用中成药附子理中丸、金匮肾气丸温阳化湿治疗。

🫀 中医外治法

对于不便服用中药或者消化不良反应严重的患者，可用中医外治法。中医外治方法有许多，包括中药泡洗或熏洗、中药外敷、穴位贴敷、针灸治疗或穴位按摩等。

1.中药泡洗或熏洗

中药泡洗和熏洗是通过借助热力将药性渗入皮肤以治疗疾病的传统外治方法。根据患者的证型和症状特点，选用适当的方药，煎煮后泡洗或熏洗患病关节，可缓解病情。中药熏洗可改善机体局部微循环，促进新陈代谢的同时减少炎症产物的堆积，对痛风性关节炎有显著的预防与治疗作用。

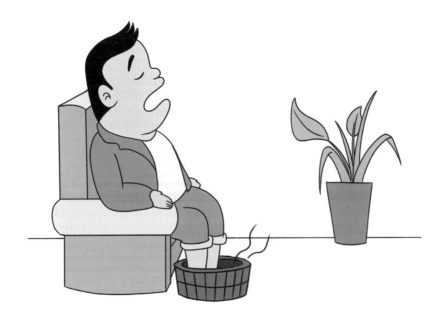

2.中药外敷

中药外敷是指通过皮肤渗透作用，将中草药或中药散剂混以辅形剂调敷于患处或穴位，从而直接作用于患者病变部位的治疗方法。黄连膏、芙蓉膏等外敷药物可缓解急性痛风性关节炎的红、肿、热、痛症状。

3.穴位贴敷、艾灸或穴位按摩

穴位贴敷、艾灸或穴位按摩是根据中医经络腧穴理论，通过药物贴敷、艾灸、按摩手法刺激局部穴位激发脏腑经络功能来达到治疗疾病目的的方法。相关研究表明，如意金黄散可调制成膏来进行穴位贴敷，对于痛风性关节炎有一定的缓解。

第1跖趾关节及足背部选穴：太白、公孙、照海、太冲、申脉。

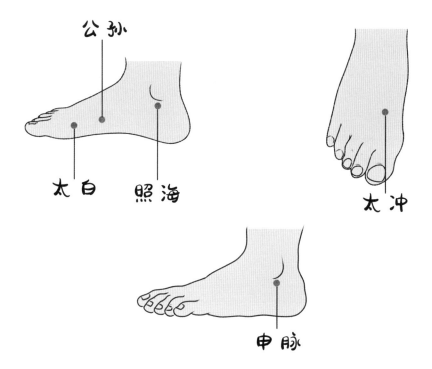

膝关节选穴：外膝眼、内膝眼、鹤顶、阳陵泉、足三里。

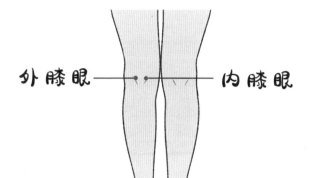

外膝眼 ——— 内膝眼

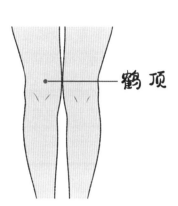

鹤顶

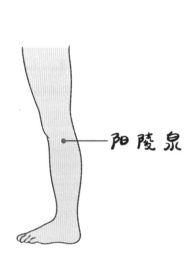

阳陵泉

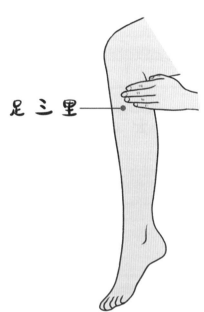

足三里

肘关节选穴：曲池、手三里、少海、天井、尺泽。以上穴位均取患侧。

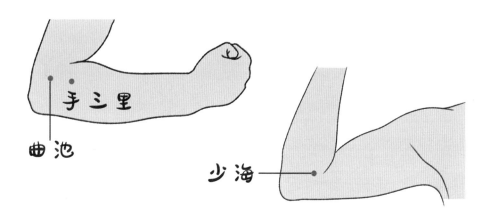

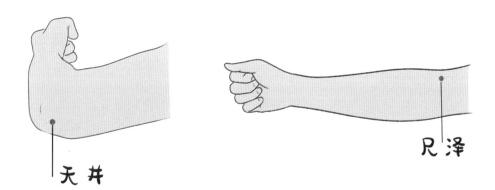

腕关节选穴：太渊、神门、大陵、合谷。

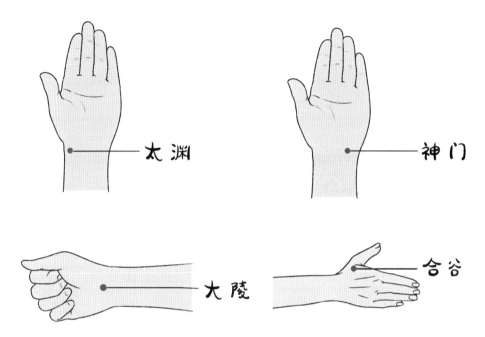

太渊

神门

大陵

合谷

管住嘴、迈开腿，控制体重、多喝水

痛风及高尿酸血症患者应养成良好的生活习惯，控制体重。通过饮食调节和运动锻炼来帮助养成良好的生活习惯。

饮食调节

进行低嘌呤、低盐和低脂肪饮食：建立合理的饮食习惯及良好的生活方式，限制高嘌呤动物性食物；控制能量及营养素供能比例，保持健康体重，配合规律降尿酸药物治疗，并定期监测随诊。

建立良好的饮食习惯：进食要定时定量或少食多餐，不要暴饮暴食或一餐中进食大量肉类，肉汤中含有大量嘌呤。海产品、肉类及高嘌呤植物性食物煮后弃汤可减少所含嘌呤量。

限制酒精的摄入，多饮水：酒精可以促进尿酸的生成，且抑制尿酸的排泄。尿酸主要随小便排出，适当地增加饮水量，可以增加尿量，促进尿酸的排泄。每天饮水总量应在2000毫升以上，尽量保证每日尿量约为2000毫升。

> **如何知道自己的饮水量是否足够：**
>
> 观察小便的颜色。身体在不缺水的情况下小便是呈淡黄色的；当小便出现明显黄色时提示身体已经缺水，应当及时补充水分。

限制果糖的摄入：果糖会促进嘌呤的生成，使尿酸生成增多。少食用汽水、烘烤食物、果酱、罐装食品等加工食物，尽量用水果代替果汁饮料，糖分高的水果也要限制用量。绝大多数瓜类、块茎、块根类及大多数叶菜类蔬菜，均为低嘌呤食物，建议食用。多食用血糖生成指数低的食物，减少碳水化合物的比例。用鸡蛋、牛乳和海参等低嘌呤食物来补充蛋白质。

运动锻炼

低强度的有氧运动可降低痛风发病率，而中高强度无氧运动可能会使人体产生乳酸，乳酸也是通过肾脏排出，乳酸会和尿酸竞争排出通道，竞争性地抑制尿酸的排泄，反而增加痛风的发病率。高尿酸血症患者建议规律锻炼；痛风患者的运动应从低强度开始，逐步过渡至中等强度，避免剧烈运动。剧烈运动不仅会增加乳酸的产生，还会使出汗增多，尿量就会相应地减少，尿酸排泄减少，甚至可以诱发痛风发作。痛风急性期则以休息为主，中断锻炼，有利于炎症消退。运动次数以每周4~5次为宜，每次0.5~1小时。以有氧运动为主，如慢跑、太极拳等。运动期间或运动后，应适量饮水，促进尿酸排泄。低温容易诱发痛风急性发作，所以运动后应避免冷水洗澡。